がんと共存ちょっと癒される話

保坂隆
精神腫瘍科医
保坂サイコオンコロジー・クリニック院長

さくら舎

はじめに

あるところに、とってもあったかい「がんメンタルクリニック」がありました……

と書きだせば、童話のようです。

そこには、がん患者さんだけではなく、その家族の方もやってきます。そして不思議そうな顔をしていうのです。

「どうしてこのクリニックでは、こんなに素直に話せて、明るくなれるんだろう?」

ご推察のとおり、これは童話ではなく、聖路加《せいろか》国際病院の近くにある「保坂サイコオンコロジー・クリニック」、私の診療所のことです。


この本でお話しするのは、本当にあった「がんだけどちょっといい話」。

主人公は、精神腫瘍《しゅよう》科《か》の医師である私でしょうか?

がん患者さんとそのご家族でしょうか?

それとも、診療室の向かいあった椅子とか、楕円形《だえんけい》のテーブルという「場」なのでしょうか？

いやいや、サイコオンコロジーという医療の思想こそが主人公なのか？

どれか一つともいいかねます。これら全部が集まって、醸《かも》しだすものがあるのです。

心のかよいあい、あるいは魂《たましい》の交流があります。

自分の人生への新しい見方の発見があります。

感謝があります。

祈りがあります。

悲しみの涙、喜びの涙、感動の涙があります。

私は、医学を志したまだ若かったときから、まっすぐに「ここ」に向かって進んできたような気がしています。

体も心も診《み》られる医師になりたい。そう思って精神科を専攻しました。ところが、まわりを見渡してもそういう医師はおりません。

当時は、まだその言葉は出てきていませんでしたが、「リエゾン」という領域です。

リエゾン？

精神病を診たい医師が、精神科医になるのですが、そもそも、私には精神病との親和性がありません。自分では「まあ、型には、はまらないんだろうな」と思っていて、「体の病気の人たちの、心のケアをするには、どうしたらいいのか？」を考えていました。

軍隊用語でリエゾンオフィサーという言葉があります。リエゾン司令官。リエゾンはフランス語で、前に進軍するのではなく、横に動く司令官です。

前線の攻撃部隊が横にそろっていないと、敵に破られます。そこに目配りして調整する役割です。

それが連携という意味になって、各科の医者と連携をとりながら、チームプレーで診療効果を上げる医療を指すようになりました。

私が卒業した一九七七年に、まさにその言葉が日本に輸入されました。国際学会が開かれ、アメリカから医者が来て「リエゾン」「リエゾン」といいます。なんだろう？日本の教授たちもまだ知らなかったのです。

その同じ年に、ニューヨークのメモリアルスローンケタリングに、はじめて精神腫瘍科ができています。卒業した年次に、次々とこのようなことが起こるなんて、なにか運命めいたものがありました。

因縁《いんねん》を感じた私は、「これをやるために生まれてきたんだろう」と思ったものです。

振り返ってみれば、留学、教授職といった紆《う》余曲折《よきょくせつ》をへながら、まっすぐ「いまいるところ」に向かっています。

聖路加国際病院の精神腫瘍科の開設に関わり、医師になってはじめて、目の前で患者さんが次々に亡くなっていくのに直面しました。私のいちばんやりたかったことは、死生観の確立されていない者には、できない仕事だったのです。

好きだった空海《くうかい》が思い出され、決意しました。真言密教《しんごんみっきょう》の高野山《こうやさん》に行って仏教を勉強しよう。高野山大学大学院の通信制です。素晴らしい体験でした。私のクリニックの診療の雰囲気の一つは、ここに発しています。

自分の歩みを思うとき、つくづく「いい人生だ」と感謝しています。

この本でご紹介するのは、そこで出合ったエピソードで、みなさん、がんの患者さんです。

私が感銘を受けたきらめきを、どうぞごいっしょに味わってください。

保《ほ》坂《さか》　隆《たかし》

◎目次

第2章　個性あふれるがんとの闘い

第4章　がんになった意味に思いを寄せる

第5章　ターニングポイントになった日

がんと共存
ちょっと癒される話

第1章　ひとりっきりじゃない

家族間の遠慮は、よけいなことです

戸惑いと罪の意識

女性のがん患者さんとずっと話していると、「夫は理解がない」とか、「夫の協力がない」などという不満が、予想外に多いことに気づきます。

ただ、奥さん（患者さん）抜きで、ご主人と話してみると、やはり心配しているようなのです。でも、それがどうも奥さんには伝わっていないようなのです。

もう少し、ご主人たちと話してみると、がん患者さんである妻のために、「何かやってあげたい」と思っているのがわかります。それなのに、「何をやったらいいのかわからない」ようなのです。

それに対して、がん患者さんの奥さんは、「申しわけない」と思っていることが多いのです。家庭の事情によって変わってくるのですが、「子どもの世話ができなくて」とか、「料理の支度ができなくて」とか、「買いものに行けなくて」という、病気によって妻・母親としての役割を遂行できなくなったことに、罪悪感《ざいあくかん》を抱いているようなのです。

「よけいなお金がかかってしまって、家計に負担をかけている」と泣く人も多いのです。

遠慮について家族でセッション

「何をやったらいいのかわからない」夫と、「申しわけない」と思っている妻が同じ家にいると、結局、どちらからも話しかけることができずに、無言の時間が多くなるようです。

この「家族間の遠慮」に対して、ご夫婦をいっしょに呼んで、三人で話しあうことにしています。

そして、その場で、お互いの気持ちを語らせてから、ご主人には「いま何をしたらいいのか、具体的に奥さまに聞いてください」と助言します。

そして、奥さんに対しては、「いまは治療がたいへんな時期なので甘えていいんです。元気になったらまた家族のために尽くしてあげてください」ということにしています。

たった一回だけでも、このようなセッションをもつのは、非常に有意義です。専門的には「夫婦療法」とか「カップルセラピー」といいます。

そんなケースは決して少なくないので、作詞に挑戦。

学生時代に、シンガーソングライター気取りで、曲をつくったことがあります。何十年も経ってしまったけれど、「夫婦療法」で学んだことを作詞してみました。

がん患者さんのご主人は、きっとこんな気持ちでいるはずです。

がん患者さんがどうとかいうと、歌になりませんから、一般的なラブソング風にしてみました。どなたか、補作詞か作曲してみてください。

♪「いま僕の前に君がいる、ただそれだけで」　作詞　保坂隆

君はいつも言うよね「ごめんなさい」って
知っているよ　ときどき泣いていることも

過去を振り向けば　後悔ばかりだよ
未来をみれば　不安なことばかりさ

夜になるといつも　不安になるんだね
誰かのために　生きていきたい君

君がいなくなっても　僕はきっと
君を探しに行くよ　また君と暮らしたいから

（リフレイン）
この宇宙の中で出会ったふたり
いま僕の前に君がいる　ただそれだけで……

「婚活」をめぐって

よい影響が見込まれる

私の患者さんは、比較的若い方が多い。それになぜか、きれいな方が多い！　しかし、ときどき思うのですが、どうして彼女たちは独身なのか？

素朴な疑問です。

大きなお世話ですが、その辺のことを質問すると、逆に、がんという重大な病気なのに結婚どころではないとか、乳房や子宮をなくした女性は妊娠できないから、結婚もできない、とか「結婚しないことのほうが当たり前」という論調が返ってきます。

自分で決めてしまっているんだ、ということがわかりました。

これまで、がんサバイバーシップ（がんになったあと、生きていくプロセス全般）の中で、「がんと就労」は大きなムーブメントになってきましたし、「がんの教育」も取り入れる学校が多くなってきました。

だから、これからの流れは「がんと婚活」だと思うようになりました。そして実際に、年会費が安い結婚相談所を探しだし、紹介もしました。何人かの方は、そこに申しこんだそうです。

なぜ、こんなお節介なことをするのでしょうか？

それは、ソーシャル・サポートの存在は、がんの予後によい影響を与えることがわかっているからです。

考えてみれば、「どうしても子どもがほしい」という男性もいますが、「子どもはいらない」という男性もいます。バツイチで、もうすでに子どもがいるので、これからはつくりたくないという男性もいます。たった一人の男性に巡《めぐ》りあえばいいのです。

「四〇代で結婚したい！」を実現

ある私の患者さんは、四〇代になって婚活サイトに登録したそうです。何人かの方から声をかけられたそうですが、そのうち、ご自分の乳がんがわかりました。

一年後、ホルモン療法によるうつ病で私の外来に来ていました。うつ病は簡単に治《なお》り、ホルモン療法だけの治療になりました。彼女の口癖は「四〇代で結婚したい！」

でした。

しばらく外来にも来なくなりましたが、あるとき珍しく外来受診をしてくれました。診察室に入ってきた彼女は、「じゃーん！」といって、左手の薬指に光る婚約指輪を見せてくれました。ちょうど、治療が落ち着いたころのことだったそうです。以前から声をかけてくれた男性から、久しぶりに連絡があり、出会い、病気の説明をした彼女に対して、その日のうちにプロポーズされたそうです。

彼の言葉は、「いまが健康だったらいいじゃない！」だったそうです。

その後、改めて、その男性も連れて来院されました。その男性が「悪い人」でないこともわかりましたし、乳がんのことも理解していることがよくわかりましたので、私も心から、その婚約を祝福しました。

彼女はその後、大台にのる誕生日の前日に、婚姻届を提出しました。「四〇代で結婚したい！」を実現させた彼女は、笑顔で毎日を過ごしています。

乳がんを打ち明けて、結婚にたどり着きました

ともに過ごすための試金石

いまから五〜六年前に出会った乳がんの患者さんです。当時三〇歳。病院で働くバリバリの看護師さんでした。いくら看護師さんでも、他の患者さんと同じように、告知にショックを受け、私のところに受診してきました。

「危機モデル」でいう「衝撃の段階」を経過して、不安定になり、心の中で認める「承認の段階」を経て、適応的な行動が見られる「適応の段階」になってからのことです。

彼女は、「じつは、交際中の男性がいるんです。でも、まだ病気のことを話せないんです」と、看護師さんにしては、ずいぶん消極的なことをいいはじめました。

私は、乳がんであることを告げたら、恋人が離れていった、という患者さんを何人か知っています。でも、乳がんは一生かかって乗り越えていく「慢性疾患《しっかん》」です。そ

う話したあと、こういいました。

「病気を告げて離れていくような人だったら、〝その程度の男性だったんだ〟と諦《あきら》めましょう。むしろ〝相手の男性の本性がわかってよかった〟くらいに思ってください。病気を伝えることは、じつは〝試金石〟なんです」

このシチュエーションでは、よく使う言葉です。思い当たる方にとっては参考にしてください。

看護師さんでもある乳がん患者さんは、その後、しばらくの間、考えていたそうですが、ご自分の意志で伝えることを選択しました。

その結果、その男性は、彼女が私の病院を受診する日には、必ず同席、そして、いろいろな質問をするという行動をとりました。

精神腫瘍《しゅよう》科の受診のときでさえ、そうだったので、乳腺外科の受診にも当然のこと同席し、何度も繰り返し、病気のことを質問していたそうです。

彼は病院ばかりか、私が一般の方を対象にした講演をするような機会にも参加されました。つねにいちばん前で聞いてくれました。

沖縄の海辺の夕陽

私は、二〇一〇年から五年間、毎月一回は沖縄で研究会を開催していました。計六〇回で終了したのですが、那覇《なは》市内だけでなく、離島で開催したりもしました。沖縄本島でも、北部は「やんばる」と呼ばれ、自然が残っているのどかな場所ですが、そこでも開催しました。

そしたら、なんと、そのカップルが、遠い沖縄の北部「やんばる」までやってきたのです。沖縄の「やんばる」で開催した研究会でも、彼らはいちばん前に座り、そして何回も質問してくれました。

沖縄の研究会では、開催後、有志だけで懇親会《こんしんかい》をしていたのですが、その日は、「やんばる」の中でも西の海岸まで出て、浜辺で懇親会をすることにしました。

いわば「ビーチ・パーティー」ですが、沖縄の方は「ビーチ・パーリー」といいます。外国人の発音から、そのようにいうようになったのでしょう。これ、沖縄の方と話すときに使ってみてください。

移動中は、南国らしいスコールにも遭《あ》いましたが、海岸に着くと、きれいに晴れあがり、海に夕陽が沈むところをゆっくり見られる絶景でした。

最高の懇親会でした。

彼らも参加し、海に沈む夕陽を、離れたところで、ふたりだけで眺めていました。きれいな夕焼けも見終え、もう暗くなったころ、ふたりが近づいてきました。また質問かな？　と思っていた私に、彼は、はっきりといったのです。

「僕たち、結婚することに決めました！」

私は、涙を流しながら、ふたりの手を握りしめて、「おめでとう」を繰り返しました。その様子に驚いた他の参加者たちも近づいてきてくれて、ふたりに「おめでとう」を繰り返していました。

感動的な沖縄での「ビーチ・パーリー」後、ふたりはすっかり姿を見せなくなりました。精神腫瘍科の患者さんたちは、もともとが健康的な心をもっているので、難局を乗り越えると来なくなってしまうことが多々あります。

一年間だけホルモン療法を中断

それから三ヵ月後くらいのこと。

「診察ではなく、先生にご挨拶したいという方が受付にいらっしゃいますが、どうしますか?」と連絡を受け、「いちばん奥の診察室にお通しして」と返事をしました。

一〇秒後くらいに部屋にやってきたのは、あのふたりでした。そして、指に光る指輪を見せながら、「先週、結婚しました」といいました。

「先生に何度も質問して、すみませんでした。僕が、彼女経由ではなく、自分で乳がんのことをもっと詳しく知ってから、彼女にプロポーズしたかったんです」

彼は、満面の笑みを浮かべて話してくれました。

私はまた、涙ぐんでしまいました。

でも、話はここでは終わらないんです。まだ続きがあるんです。

結婚の報告に来てくれたふたりに、「乳がんの治療は、どうなっているの?」と訊《き》きました。

「手術も終わり、ホルモン感受性が強いので、ホルモン療法が始まっています」と彼女。

「でも、彼がいるから頑張れるよね?」と私。

ふたりでいっしょに、「頑張ります」と答えてくれました。

がん領域の研究によると、やはり結婚している患者さんのほうが、長生きするというデータがたくさんあります。看護師職も続けながら、ホルモン療法も続け、という彼らにはその後も声援を送っていました。

私の場合、病院のチャペルや近所の神社やお寺に行ったときには、ところかまわず「祈る習慣」ができあがっていました。そのときには、必ず、個別の患者さんの名前を出して「○○さんが、元気でいられますように」と祈ることにしています。

さらに、一年半ぐらい経過したときのこと。また受付から「先生にご挨拶したいという方が受付にいらっしゃいます」と連絡がきました。

こういうことはよくあるので、しばらく待っていると、……なんと……生まれたばかりの赤ちゃんを抱いた彼女が彼と来てくれたのです。

「うわー、ちっちゃい」とか意味不明の言葉で驚いたあとで、「でも、君はホルモン療法をしていたんじゃないの?」と医者らしい質問をしました。

そのとき、彼女は、「子どもがほしかったので、先生と相談して、自己責任で一年間だけホルモン療法を中止させてもらったんです。ラッキーなことに、その間に子どもを授かったんです」とはっきりと答えました。

赤ちゃんが泣きだしたので、帰っていくふたりの後ろ姿を見送りながら、「格好いいなあ！」とひとりごとが漏《も》れました。

「彼も彼女も、自分で考えて、納得して、力強く歩いているんだなあ」と感心しました。

最後に「愛してる」といいあえた夫婦

かっこいい亡くなり方

七〇歳の芸術系の大学名誉教授と、六八歳の奥さんはともにクリスチャン。名誉教授は大腸がんで、予後三ヵ月と告げられました。

彼は私を相手に、これまでの作品などを見せてくれました。いわば人生のレビューをしてくださったのです。

そして、ほぼ自律性が保たれている間に、会っておきたい方をすべて呼び、病棟の外のロビーを応接間代わりにして、最後の挨拶を交わしていました。

外科病棟から外泊し、子どもや孫たち一〇人くらいに囲まれて、最後の誕生日を迎えられたそうです。席上、みんなに請《こ》われて、奥さんと「愛してる」といいあって、みなさんの前でキスまでさせられたそうです。

ほぼ二ヵ月間の充実した療養生活後、緩和《かんわ》ケア病棟に転棟し、一週間後に亡くなりました。

大往生のように見えました。やるべきこと、お世話になった方への感謝もすべて終えられ亡くなっていきました。「かっこいいなあ」と心から思えました。

遺された人のグリーフワーク

奥さんは、その後も、二週間に一回ずつグリーフワーク（悲嘆の仕事）の目的で外来を受診してくださいました。

ある日の外来。

「最後に、『愛している』っていえてよかったです」と奥さん。

「いまでも、ときどきは戻ってくるんですか？」（この質問はよくします）と私。

「先週、二階にある主人の書斎でガタッと音がしました。『あなたなの？』と声をかけましたが、それっきりでした。私に会いにきたというよりも、天国に持っていけなかった資料を探しにきたんでしょうね。天国に行っても研究ばかりしてるんですね。

……でも、私もいつかは主人に会えると思っています」と奥さんはいいます。

六ヵ月後。

「娘夫婦が同居してくれることになりました。これまで、ありがとうございました」

こうして、遺族ケアの外来は終了しました。

第2章　個性あふれるがんとの闘い

うつ病は抗うつ剤でなくても治ります！

荷下ろしうつ病

うつ病は、私が調べたところ、日本では四〇〇万〜八〇〇万人いると推測されていますが、実際に医療機関を受診する方は、厚生労働省によると一〇〇万人にすぎないというデータがあります。

他の方はどうしているかというと、家庭や職場や学校や地域にいらっしゃることになりますが、「体調が悪いな」くらいの認識しかなく、生活の質（ＱＯＬ）は低下したままになっています。

寝つきが悪い、就寝中に起きてしまう、朝早く起きてしまう、一晩中浅い眠りである、などの不眠は、うつ病の初期症状といわれますので、お互いに観察しあって、「うつ病かもしれないよ」と指摘してあげるのは大切です。

うつ病は、心療内科や精神科などを受診すれば、抗うつ剤をすぐに処方してくれます。そして、約三ヵ月間ほどで完全に治《なお》っていくものです。

がん患者さんの場合でも三〇～四〇％、つまり三人に一人には、適応障害やうつ病が合併します。うつになると、免疫力が低下しますから、精神腫瘍《しゅよう》科の医師の仕事の第一は、うつの発見とその治療です。

つらい抗がん剤治療と関連して、がん患者さんのうつ病も確かに存在するのです。そして当然ですが、適切な抗うつ剤の選択で確実に治っていきます。ホルモン療法中のうつ病では、使ってはいけない抗うつ剤もありますので注意が必要ですが。

あるとき、六〇代の乳がんの女性患者さんが診察室に入ってきました。お話をうかがうと、標準治療である抗がん剤もほぼ終わりかけたころから、涙が出て、やる気がなくなり、憂うつな気分になってきたそうです。

緊張しながらすべての治療スケジュールが終わったときに生ずるうつ病だ、とすぐにわかりました。「荷下《にお》ろしうつ病」とも呼ばれているものです。

重い荷物を背負って坂道をのぼり切り、「よっこらしょ」と荷物を下ろして休憩したときに、立ちあがれなくなり、もちろん荷物を背負うなんてこともできない「荷下ろし」状況にも似ているので、このような名称が使われるようになったうつ病です。

しかし、うつ病はうつ病ですから、その説明をしました。そして「今日から抗うつ剤を飲んでいただきます。約三ヵ月間で完全に治ると思います」といつものように話した途端に、泣きだされてしまいました。

泣きやむのを待ちました。

すると、患者さんは、いいました。

「先生、私の身体は、抗がん剤でもうボロボロなんです。このうえ、さらに抗うつ剤を飲め、というんですか？」

精神科医の時代を含めて、三十数年間ではじめて患者さんからいわれた言葉です。呆然《ぼうぜん》とした私は、その日から、抗うつ剤を使わないうつ病の治療法を探しはじめました。

「あの森光子さんもやっていましたよ」

抗うつ剤を使わないうつ病の治療法で、すぐに行きついたのは「運動療法」です。なんと、運動でうつ病が治るという研究報告が多数出てきていたからです。

代表的な研究は、次のようなものでした。

がん患者さんではありませんが、うつ病の方を集めて、無作為《むさくい》に二群に分けて、片方には抗うつ剤、もう片方の方には、週三回、四五分間くらいのジョギングをしてもらいます。すると、四ヵ月後には、どちらの群も同じだけ、うつ病が改善していたというものです。

アメリカの文献を調べると、このような研究がたくさんあったのです。

アメリカは国民皆保険ではないし、抗うつ剤は想像以上に高価であるため、医療機関を受診しないで「自分でなんとかしよう」というセルフケアの考えが浸透しています。

日本では、国民皆保険なので、調子が悪いときにはすぐにクリニックや病院を受診します。うつ病の場合には、医師はすぐに抗うつ剤を処方します。抗うつ効果が二～三週間後くらいに出はじめ、ほぼ三ヵ月で治ることがわかっているからです。

「運動には、抗うつ剤と同じくらいの抗うつ効果がある」ことは、日本の医師はまだあまり知りません。私は仲間とともに、運動をうつ病などの精神疾患に応用しようとして、十数年前に「日本スポーツ精神医学会」をつくりました。

しかし、私が精神科の外来で仕事をしていたころは、うつ病患者さんに運動を提案したことはありませんでした。日本スポーツ精神医学会をつくった私でさえ、です。

それには理由があります。

日本のうつ病の治療ガイドラインには、抗うつ剤の種類はたくさん出ているのですが、「運動療法」が出ていないからです。これは、訴訟になるような場合には、ガイドラインどおりに治療をしていないと、医師側に不利な裁定が下る可能性を意味しています。

さて、運動でうつ病が治るということはわかりました。では、どういう運動の種類が適しているのか。これに関しては、有酸素運動でもいいし、無酸素運動でもいい、ということがわかっています。ジョギングでも、筋トレでもよいということです。

それを確認したあとからは、うつ病を合併したがん患者さんの治療では、早く確実に治したい方には抗うつ剤を出し、薬に抵抗のある方には、「患者さんとの協議の末」、運動で治療をするということにしました。

運動の種類は、その患者さんがそれまでやってきたもの、たとえば、ジョギング、ウォーキング、水泳などを週三回やるように勧めています。時間は最低でも四五分間は必要です。筋トレが好きな方にも同様の頻度《ひんど》を勧めます。

まったく運動をしてこなかった方や、ジムにも行きたくないという方には、診察室が、あっという間に「ジム」に変わり、正しいスクワットの仕方を教えます。そして、家で腹筋とスクワットを毎日やっていただきます。これらは、運動強度が高くないので、頻度を多くします。

このときばかりは、私が日本体育協会（現在では、日本スポーツ協会に改称）公認のスポーツドクターであることが役立っています。

このように、運動を治療方法として用いる場合、運動の具体的な回数や頻度を教えることを「運動処方」あるいは「運動処方箋」といいます。

でも、中には、どうしても運動はしたくない、スクワットもしたくないという方もいらっしゃいます。そんな方のためには、あるマジックワード（魔法の言葉）があります。それは「あの森光子さんもやっていましたよ」です。

うってつけの運動療法

最初に紹介した六〇代の患者さんは、結果的には、「うつ病への運動療法の有効性」に到達できた貴重な患者さんです。運動療法を見つけだした私は、一週間後に受診していただいたときには、もちろん笑顔でお伝えしました。

「いい治療法が見つかりましたよ」

そして、運動療法を勧めました。しかし、彼女は即座に却下《きゃっか》したのです。

「私は運動音痴《おんち》なので、運動はしません」

すかさず、「でも、あの森光子さんもやっていましたよ」というマジックワードを使いましたが、それも効果がありませんでした。

困りはてた私は、しばらくの間、考えこんでいましたが、次のように提案しました。

「では、毎週、ここに来ていただくのはどうでしょうか？」

するとその女性は、目を大きく見開いていいました。

「ええ？　ここに毎週来ていいんですか？」

「もちろんです。でも遠くないですか？」

私は、住所から片道一時間半かかることを知っていましたので、このように質問してみました。すると、うれしそうな声が返ってきました。

「毎週来てもいいんですか!?　私は、病院が大好きなんです。病院って、安心するんです」

ということで、彼女はその後毎週、病院にやってきました。

するといい、四週間目には「先週は、帰りに銀座のデパートに寄って帰ったんです」といい、それから四週間後には「先週は、銀座のデパートの物産展に行って、買いものをして帰ったんですよ」と笑顔でいいました。

それから四週間後、つまり、「毎週の通院」という運動療法を始めてからほぼ三ヵ月後のこと。

「先生、最近は世の中がカラーになってきました。いままで白黒かグレーの世界だったんです」

この表現は、ときどきうつ病の患者さんがいうのですが、教科書的に、うつ病がよくなってきた経過を示しています。

病院に来るために、往復で三時間の外出をしたことになりますが、駅までの道、駅の階段、病院までの道などが、彼女に合った「運動処方箋」だったのかもしれません。

世の中には、めっちゃ明るい人がいます

飛んでるポジティブ思考

四〇歳の乳がんの患者さんがいます。ある事情があり、彼女はかなり年の離れた七〇代のご主人との二人暮らしでした。子どもはいません。

乳がんが肝臓に転移してから、この数年間のおつきあいなのですが、彼女は、再発・転移を告げられても、一～二日でものすごく明るくなれる性格の持ち主です。落ちこみっぱなしということがないので、認知行動療法や論理療法などを駆使《くし》して、ネガティブ思考を健全思考に変えるなんてことはまったく不要。「きっとこの転移巣《てんいそう》はなくなる」というポジティブ思考に、すぐに変われるタイプです。

うつになる心配は、まるでなし。しかし、この「ポジティブ思考」は、論理性やエビデンスがないので、「不健全思考」に分類されるものです。

認知行動療法というのは、ストレスを感じるととかく悲観的になりますが、それを

ものの考え方、捉え方を通じて、変えていき、気持ちを軽く明るくする療法です。論理療法は、感情や行動を支配している、ものごとの捉え方の歪《ゆが》みに気づかせる療法です。

論理療法家なら、「きっとこの転移巣はなくなる」ではなく、「この転移巣も消える可能性がある」という「健全思考」にもっていこうと考えると思いますが、私は敢《あ》えてそれをしませんでした。

健全とはいえない「ポジティブ思考」であっても、決して医師の指示による標準治療からずれることがなかったからです。私は、弊害《へいがい》のない「ポジティブ思考」は許されるべきだと思います。

こういう人は、世間では「不思議ちゃん」とかいわれていますね。どのくらい飛んでいたかというと、一回目の転移を乗り越えたときには、本気で、「いまのうちに養子を迎えたい」と考えていたくらいの「ポジティブ思考」でした。

実際に、養子縁組を仲介する団体にまで相談に行ったくらいです。その後、それは現実的ではないと、冷静にはなってきました。

その後、また再発・転移をします。

そのときも、一週間くらいは沈んでいました。もちろんそのあとは笑顔。むしろ、ご主人のほうが、死を予期してしまい、悲しみに沈む「予期悲嘆」でつらくなってしまい、私の外来には、ご主人だけが通うような状況にもなりました。

そのご主人も、安定剤が手放せなかったのですが、一年も経過するとやがて冷静になっていきました。

患者さんのほうの肝臓転移は、腫瘍内科医のおかげで、大きくなったり小さくなったりを繰り返しています。変わらないのは、彼女の明るい笑顔です。いまもときどき、私の外来にも来てくださいます。

子どものころから、「めっちゃ明るい性格」だったようで、がんでも明るく笑っている。そんな特別製の心をもっている人。悩みをもつみんなの心に、この笑顔を一つずつ配りたくなるような、そんな患者さんです。

悲しみの底まで沈んで、明るく浮かびあがる

ストレスを乗り越えるスタイル

三六歳の乳がん患者さんが、肝臓に転移したのは、手術してから四年後のことでした。抗がん剤が功を奏して、肝臓転移部分は縮小しました。

はっきりした病気ではない（disease free）期間は、わずかに一年間でした。今度は脳に転移したのです。幸い、まだ小さい限局した転移巣だったので、サイバーナイフの治療（ピンポイントの放射線治療）を受けるために、他の病院に転入院しました。

数週間後。

とびっきりの笑顔で、診察室に入ってきました。

「おっはー（おはようの意味）！　保坂先生を元気にするために戻ってきました」

私も思わず、握手をしながら、「お帰り！」と答えてしまいました。

ここで重要なことは、「先生を元気にするために戻ってきました」という表現です。

これは精神分析的にいうと、「投影性同一視（Projective identification）」という防衛機制です。

自分自身の、認めたくない部分を対象に投影し、その対象をいたわるような言動のことです。失恋した帰り道、雨に濡《ぬ》れた子猫を見つけ、「かわいそうに…」と抱きあげるときにも、この防衛機制が使われています。

彼女の言葉の「先生を」のところを、「私を」に置き換えてみるとおわかりになるでしょう。

彼女がいないときに、お母さまに尋《たず》ねてみました。

「お嬢さんの場合、いままでも困難な状況があったと思うのですが、これまではどのようにストレスを乗り越えてきたんですか？」

お母さまは、「あの子は、いつも部屋を閉め切って、ひとりで悲しみの底までいって耐えて、二～三日後には笑顔で家族の前に現れるんです」と答えてくださいました。

この患者さんの場合、度重なる乳がんの転移が見つかると、きっとひとりで悲しみの底までいって耐えてきたのです。そして二～三日後には、笑顔で、たとえば私に「おっはー！　保坂先生を元気にするために戻ってきました」といったように、みんなの前に再登場するということがわかりました。

がん患者さんの場合、再発・転移を告げられた後の反応を予想するには、これまでの大きなストレスへの受け止め方や、乗り越え方を問診で聴《き》いておくことは大切なことだと学びました。

がんを慢性疾患と受けとめる人

一六年間ステージ4

六三歳の女性は、第一子出産後に乳がんになりました。一九八〇年代の話です。

当時は、「乳がんの患者会といえば〝あけぼの会〟くらいしかない時代でした」と振り返ります。その後の九年間をこう表現していました。

「ひとりでトンネルの中を走っていました」

育児と治療と、さらに仕事もこなしていたそうです。

手術から九年後には、皮膚に転移、手術から一七年経ってから肺に転移しました。

肺に転移してからは、抗がん剤で小さくなったかと思えば、また大きくなったりを十数回繰り返しています。

「私は一六年間、ステージ4です」

彼女は、平気な顔でそういいます。

「がんは慢性病ですからね。いちいち落ちこんでもいませんでした。でも、つねに死は目の前にありました。よくここまで来られたなあ、と思っています」

やはり、「がんは慢性疾患《しっかん》」なんです！

「何が役に立ったのか」という質問には、「私は、ヨガだと思います。呼吸にだけ集中するんです。すると、他には何も考えなくなります」と答えてくれました。

ヨガの呼吸は、まさに「マインドフルネス瞑想《めいそう》」です。仏教に由来するマインドフルネス瞑想は、アメリカで、ストレスの対処法として、身近におこなわれるようになりました。

死の意識を背負いながら、がんという慢性病と向きあって過ごす毎日です。このどちらも振りすてなければ、きつくてきつくてやっていけません。

どちらにも気をとられないで、前を向くには、どうしたらいいのか？

彼女は、呼吸に集中することで、ステージ４の一六年間を乗り越えてきたのです。

「いまここ」に集中することが、その答えでした。

気長にていねいにつきあう

がんは慢性疾患というこの方の捉え方には、私も共感します。慢性疾患の一つと考えれば、がんよりリウマチのほうが厄介《やっかい》でしょう。

高血圧という慢性疾患を考えてみても、運動療法、食事療法、あるいは薬で抑えています。脳出血など脳卒中《のうそっちゅう》で亡くなってしまうのが、最悪の結末だからです。

そういうことにならないように、「まあ、まあ」といいながら、高血圧を抑えているわけです。同じことが糖尿病にもいえるし、がんもまた同じなのです。

風邪が悪化した気管支炎や、虫垂炎の手術がうまくいった場合などは、「はい、これで完治《かんち》です」といえるのですが、それらを除けば、ほとんどの病気には完治はありません。「うまくコントロールされている」とはいえるけれども、「治った」とはいえないのです。

慢性疾患は、ほうっておけば必ず最悪の結果がやってきます。糖尿病なら、目が見えなくなるとか、足の先が腐ってきたりすることがあります。腎不全《じんふぜん》による透析治療が必要になると二日に一回、治療に通わなくてはなりません。しかも治療は一生ですから。

慢性疾患の一つと考えて、がんとつきあっていくのは、素晴らしい考え方だと思います。

この五年間を振り返ってみると、新薬や治療法の進化は、じつに目覚ましいものがあります。この後の五年間で、どれだけの進歩が見られるのか。

五年維持していけば、よく効く新薬の二つや三つ必ず現れます。「それで治るんだ」と楽天的に構えていることができたら、どんなにいいでしょう。それができるのが、慢性疾患という気長な捉え方のよいところです。

がんは、みなさんが考えているよりも早く「治る病気」の一つになるだろうと思います。

不安の背後に隠されている問題の優先順位

最後に出てくる話が本題

五二歳の女性が、「不安だ」ということで来院されました。

一ヵ月前に、乳がんの手術を受けましたが、センチネルリンパ節（転移がないかを見張るリンパ節）の二つに転移があったということで、抗がん剤の適応だったといいます。

ここまではよくある話で、「それはたいへんですね。いまから頑張りましょう」と傾聴・共感で対応すれば、なんともない話です。

しかし、彼女は「もともとは明るくおおらかな性格なんです。どうして、こんなに不安になってしまったんだろう？」と繰り返します。

私は、聞きながら、「一時的に安定剤を飲んでいただくほうがいいかな？」と考えていました。

しかし、途中から、彼女の話の内容が変わります。

「こんなときに、夫も入院してしまったんです」

「どんな病気ですか？」と私。

彼女の返事は、「悪性リンパ腫です。緊急入院になってしまったんです」でした。

不安の大きさの理由がわかりました。

私が、最後にまとめてお話ししたことは、以下の通りです。

「あなた自身の乳がんは、〝淡々と〟治療を受けてください。すぐに、どうにかなる病気ではありません。心配なのは、ご主人のほうです。ご主人の病気は治ると思いますが、急変したり急に亡くなってしまうこともある病気です。いまは、ご主人の看病に集中してください」

大げさに感じられる不安の背景には、別の大きな原因が隠されていることがあるのです。その二つの不安の元をなくすには、どうしたらいいのか。

同時にはできません。何事にも「優先順位」があり、病気への対応にも「優先順位」をつけなければならない。

不安という感情一色に塗りつぶされて、それが見えにくくなるのでしょう。

見えないから、よけいに不安は増大します。相談するということの意味が、ここにあります。

「よかったですね、がんになって」と話す理由

見方が変わると気持ちが変わる

「よかったですね、がんになって」

カウンセリングの現場で、がん患者さんに、そう話すことがあります。

「一休みして、改めて生き方を考えてみる機会かもしれませんよ」とか、「あのままなら、忙しくて脳卒中で死んでいたかもしれませんね」などの言葉が、それに続きます。

いずれも、そのときの患者さんには、ありえない考え方です。ですから、すぐに信じられなくて当然です。ほとんどの患者さんは、「そうはいっても」といいながら帰っていきます。

でも、しばらくすると、患者さんたちは、本当に「がんになってよかった」と思えてくるのです。終末期にある患者さんも、ほとんどすべての人が、「がんになってよ

かった」と口にします。

「がんになってからの人生のほうが、味わい深かった」

「人にもやさしくなれた。弱い人の気持ちもわかるようになった」

こういう発言が多くなります。「ものの見方」というものは、これほど人の気持ちを変えうるのです。

こうした知見は心理学の領域なので、六〇歳を過ぎて、人間や人生を考えるにあたって、心理学、とくに認知療法を学ぶのもおもしろいかもしれません。

「いま、ここ」という考え方も、ワクワク・ドキドキをつくりだす助けになります。

ものの見方を変えられない人

ものの見方を変えることができない人がいます。「仕事が変わった」「収入が減った」という変化を、単に「喪失感《そうしつかん》」として受け止めていることが多いのです。

そういう人は、定年を迎えても「私は聖路加にいた保坂と申します」とか、「〇〇商事で部長をしていた〇〇です」と自己紹介してしまう傾向があります。

「昔はこうだった、ああだった」と過去を引きずり、肩書を捨てられないのです。過去は過去として忘れ、「いま、ここ」に向かえるかどうか。

元気な老後は、肩書のない人生を始められるかどうかに、かかっています。定年後の「仕事」とは、五〇代、六〇代の方が考えていた「仕事」とは違うものになるかもしれません。

自分なりのコーピングのスタイル

私のところに、まれに変わった人が飛びこんでくることがあります。

「やる気があれば、がんは治るんじゃありませんか。手術をしないで治る方法を教えてください」

私は、こういいます。

「気持ちでは治りません。がんは標準治療で治るんです」

気持ちは重要なファクターですが、それだけでは治らないのです。一九七九年に「ファイティングスピリットをもっている人が、いちばん長生きする」というデータが、アメリカで発表されました。

八〇〜九〇年代の二〇年間、それで、励ましつづけたのです。

「めそめそしてたら、ダメじゃないの。がんなんかに負けちゃダメよ。頑張りなさい」というように、看護師さんは励ましてきました。

その元データの再解析がおこなわれました。生データから、お弟子さんたちが解釈したら、「ファイティングスピリットをもった人が長生きする」というのは間違いだとわかりました。

ストレスと闘うスタイルをコーピングといいますが、みんな自分なりのコーピングをします。ストレスの対処の仕方は、それぞれなのです。やわらかくコーピングする人、否認しようとする人、頑張る人、みんな予後は同じだったのです。

もう一つわかったのは、うつ病を合併すると早く亡くなるということでした。

これが最新の知見です。

こんなふうに、がん治療には、そのときどきのいろいろな考え方、対処の仕方があり、中には問題のあるものがあります。

最近、クリニックの一室を患者さんに貸しだすことがあります。がんを克服した元患者さんたちの申し出です。がんを克服した患者さんは、「後輩のために何かしてあげよう」という気持ちになるようです。

自分の経験を話す、伝えるということには、大切な意味があります。治療中の迷いに悩む人も少なくありません。そういう人に対して、話し相手になってあげようとする人たちが現れたのです。

コーピングの話題も、必ず出てくるだろうと思います。私は、喜んで一室を提供しています。

第3章　魂のレベルで交流する

祈りには遠隔効果がある

間に合ったお見舞い

定年退職した聖路加国際病院の「緩和《かんわ》ケアチーム回診」には、いまでもできるだけ参加するようにしています。今回、再入院した患者さんに、数年前から診《み》ている若い女性の患者さんがいます。

彼女は、再発を乗り越えながら、いまはターミナル（終末期）の時期を迎えていきます。二週間前には、話ができていたのですが、一週間前からは、手を握ると頷《うなず》くだけの反応になっています。

いつも、その方の回診（お見舞い）の後で、院内のチャペルに寄って、祈ることにしています。私には、とくに祈りたいことがありました。

彼女の大切な方が、あと三日後に、海外から帰国して病院に向かってくださることを、ご両親から聞いていました。祈りの中心は、その大切な方のお見舞いが間に合うことです。

今日は、新任の方をチャペルでお迎えするため、事務の方が忙しく準備をしている隣で、「あと三日、少なくともあと三日は……」と祈ってきました。

その方との数年間を思い出しながら、チャペルを出ると、朝日の中で桜の花びらが散るのが見え、そのときに、若い方に「チャペルはどこですか？」と聞かれました。「ここを入って正面の二階ですよ」と教え、見送りました。

人生には、若く希望に燃える時期があったり、静かにこれまでを振り返る人もいれば、その幕を閉じようとしている方もいるんだなあと思いました。みんな、ただ、いまを精いっぱい生きているんだなあと思います。

たくさんの方が祈ってくださったせいか、とうとう、昨日の朝、大切な方と会うことができました。大切な方とは、その方の実のお姉さんで、結婚して、海外赴任中だったのです。

たまたま、この五月には帰国が決まっていたのですが、妹さんのために、子どもさんといっしょに早めの帰国をしてくれました。お姉さんが、声をかけると、しっかりと応えてくれたそうです。

パニック障害の既往《きおう》があるというお姉さんは、大事をとって、妹さんに会う前に、病院の前の私のクリニックに来てくださいました。「やはり似てる……」きっとこれから大切な時間を二人で、あるいはご家族で過ごせるんだと安堵《あんど》しています。

「祈りには遠隔《えんかく》効果がある」と、医学的にある程度確認されています。

誰が守ってくれたんでしょうね？

自分を守ってくれる守護霊

先日いらっしゃった患者さんは、四七歳の方ですが、二九歳で最初の乳がんが見つかったそうです。そのときには、温存手術・放射線療法で対応できたのですが、二年後に再発し、抗がん剤やホルモン療法をやっていたそうです。

そして、そのころに、お父さんとおばあちゃんが相次いで亡くなったそうです。

その後は、なんとか健康に過ごせていたので、結婚し、四〇歳で子どもさんを出産しました。三一歳から始めたホルモン療法も終わり、その後で妊娠・出産ができたようです。

ところが、その後、四五歳になり、反対側の乳がんが見つかったために、全摘手術を受けたようです。それだけにとどまらず、四七歳になって肺がんが見つかったので、いよいよ心がきつくなり、私の外来にいらっしゃいました。

私は、その病歴を聴《き》きながら、まず独《ひと》りごとのようにいったのは、「がんとの闘いの合間に、ちゃんと子どもさんをつくることができたんですね」でした。

患者さんは、その言葉で泣きだしてしまうのですが、「誰が守ってくれたんでしょうか?」という問いに泣きやみ、しばし考えこみました。

「お父さんが守ってくれているんでしょうね」というと、即座に、「いいえ、おばあちゃんです。ずいぶんかわいがってもらいましたから」とはっきり答えてくれました。

私は、人間には、必ず自分を守ってくれる守護霊《しゅごれい》がいると信じています。亡くなったご両親か祖父母で、自分がとてもかわいがられた記憶が残っている方。その可能性が高いのです。

「守護霊」のことなんて考えていない方が多いのは当然ですが、「もし守護霊がいたとしたら?」という仮定にたつと、患者さんご自身には、すぐにその守護霊が誰かについて、はっきりと答えてくれることが多いのです。

彼女が夢に出てくるのは

「たくさんの女性が泣いています」

私には、信頼できる(?)というか、信用している霊能者が三人います。一人目の方は、もう亡くなってしまったので、悲しい思い出になるので話しません。その方から「もっとすごい霊能者がいる」と紹介された男性が二人目の方で、その人のお話をしたいと思います。

間に入った方に「私のことは何も伝えないで!」とお願いしておいたので、「はじめまして、保坂さん」という挨拶をいただきました。その方は正真正銘のマッサージ師の男性ですので、さっそくマッサージをお願いしました。

始まって間もなく、「たくさんの女性が泣いていますね」といわれたのです。

うつぶせの私は「えー?」と声を押し殺して、頭の中でぐるぐると考えはじめました。

「そんなに悪いことをしてきたかなあ？」

考えこんでしまったのですが、その方は、すぐにこういってくれました。

「いえ、悲しかったり恨《うら》んでいる涙ではありません。感謝している涙です。そんなお仕事をされているんですか？」

「精神腫瘍科《しゅようか》」を始めて七年目のことなので、「それまで出会って、亡くなっていった患者さんのことなんだろう」と思い、はじめて自分の職業を告げました。

「そうですか、意味がわかりました」という彼は、続けて、「なんか背の高い女性がみなさんを整列させて、お礼をいう順番を仕切っていますが、誰かわかりますか？」といいます。

私の頭にはすぐに、ある女性患者さんの姿が浮かんだのですが、それは口に出しませんでした。

メッセージに気づいて

不思議なマッサージを受けて、なぜか除霊までしてくれたのですが、その夜から一週間、その背の高い女性（以前の患者さん）が夢に出てくるのです。

何か意味があるのか？

あるとき、その方のカルテを開いてみました。驚いたことに、ちょうど亡くなってから半年が経っていて、つまり半年目の月命日だったのです。

その瞬間、娘を看取《みと》ったあのとき、泣き崩れていたお母さまは、どうしているんだろう？　と思いました。こんなことはまずしないのですが、そのときには、お宅に電話をさせていただきました。

電話口に出たお母さまは、泣きだしてしまい、「ちょうど保坂先生に会いたいと思っていたんです。でも病院は娘が亡くなったところで、まだ近づくこともできないので、お電話いただきありがとうございました」とおっしゃいました。

その電話でけっこう長い時間お話ができました。彼女が夢に出てきたのは、「母親のケアをよろしく」という意味だったんだと、そのときわかったのです。

その夜から、夢に現れることはありませんし、念のため男性マッサージ師を訪ねましたが、マッサージをしながら、彼は「今日は、もう誰も見えませんね」といってくださいました。

祖母の死の記憶

私の守護霊はちっちゃいおばあちゃん

半年以上前に、私の外来を訪れた患者さんがいます。

三回目くらいの受診時に「どんなお仕事をされているんですか？」とうかがってみると、恥《は》ずかしそうに、「カウンセラーをしています」と答えてくれました。

それで、「どんな種類のカウンセラーさんなんですか？」ときいてみると、もっと恥ずかしそうに、「霊感カウンセラーをしています」と答えてくれました。

私は、ためしに「僕の守護霊は見えますか？」ときいてみました。

視線は完全に私の周囲（後方に焦点が合っていました）に移ってしまい、左右を何度も見ながら、「ちっちゃいおばあちゃんです」と笑顔で答えてくれました。

その瞬間、「あ、母方のおばあちゃんだ！」とすぐにわかりました。

「いまも、体を乗りだして、『この子が小さいときには……』とか話しています」と、彼女は楽しげに話します。

その日から、猛烈に母方の祖母のことを考えはじめました。

祖母は茨城県出身で、結婚してからは東京・神田で祖父とクリーニング店を営《いとな》み、戦争で焼けだされ、祖父の実家である山梨県に疎開したそうです。

戦後になって、長兄と長女は東京に戻り所帯をもち、末っ子の母は甲府で結婚したために、両親である祖父母は末っ子の近くに住むことになったそうです。

そこで孫である私たちが生まれるのです。

兄と妹がいる三人きょうだいの次男だった私は、実家よりも祖父母の家で育てられたかのように、毎晩毎晩、祖父母の間で眠っていました。

朝になると、中央本線を見下ろす丘に登って、一時間くらいは列車を見ている子どもだったそうです。二～三歳から幼稚園のころの話です。

だから、母方の祖母が守護霊だという指摘には、かなり納得できました。「腑《ふ》に落ちた」……という感じです。

セピア色の写真

ところで、祖母は、私が二〇歳の医学部二年生のときに亡くなっているはずですが、その記憶がありません。まだ健在の母親に電話して、その様子をきいたところ、唖然《あぜん》とした感じで、「タカシも来たじゃないの。東京のお寺にお墓があるのよ」と、寺の名前を告げられました。

念のため、詳しいことを聞こうと思って、二週間後に山梨の実家に帰りました。

母親は、セピア色の写真を出し、「ほらここに写ってるじゃないの」と指さしました。

いちばん後ろの端っこに、確かに二〇歳のころの自分がいました。

ショックでした。東京までの帰り道で思いました。

「やはり、祖母の死はとてつもなく悲しかったのだ。それを受容できずに、悲しい記憶を、忘却の彼方にまで、抑圧してしまったのだろう」

その次の休みの日に、東京のお寺にお墓参りに行きました。母の旧姓のお墓を、一時間かけて探しだしました。祖父母の名前があることも確認して、「ごめんなさい」をしながらお墓参りを終えました。

その後、何かことあるごとに、無事に過ごせたときには、手を合わせるクセがつきました。

「おばあちゃん、守ってくれてありがとう」

生まれる前からのストーリー

あるメールでの交流

私の外来では、不安の強い患者さんや、新しい薬を出す患者さんには、メールアドレスを教えてあげて、「変わったことがあったら、メールするように」と伝えることがあります。

夜間の対応ができるクリニックではないので、この方法は、患者さんにとってはかなり効果的のようです。

そんな患者さんのひとりから、以下のようなメールをいただきました。

＊＊＊＊

七月にS病院で乳がんの手術した○○です。

先日はお忙しい中、手術前にお顔を見せて頂きましてありがとうございました。

とても心強かったです。

昨日、乳腺外科の診察&病理検査結果で、リンパに転移もなく、全て腫瘍も取り切れていたということで、ホルモン治療開始となりました。

〈中略〉

毎日、保坂先生のブログを楽しみに読んでいます。

あと先生の本も二冊買って、たびたび気になることがあると、よく手に取って読んでいます。

もし、ホルモン治療開始して、またメンタルがきつくなったら、保坂先生に会いに行きます。

〈中略：どうも初診だけで安心された患者さんのようです〉

前回初診時に、保坂先生が私に「どうしてS病院を選んだの？」と何回かきかれました。私は「○○先生のクリニックの繋《つな》がりで……」とお答えしたのですが、じつはそれだけではないことに後で気がつきました。

最近またオウム真理教のニュースで、当時、築地本願寺とS病院がテレビに少し映ったのですが、その事件のころに、私がテレビでS病院を見たとき、乳がんになったら、「ここに入院してお世話になる！」と直感的に感じたことがあるんです。今から二十三年前ですから、もちろんその当時乳がんなんてまだ発症していません。

魂《たましい》のレベルでは私は乳がんになる事を知っていて予《あらかじ》めプログラムしていたなんて、ありますか!?

信じられない話ですが、本当のことなんです。なので、乳がんになってS病院へ行くというのは、私にとって自然な流れで迷うこともなかったのです。

＊＊＊＊＊

それに対して、以下が私の返事です。

＊＊＊＊＊

お元気そうで何よりです。

ところで、

「魂のレベルでは私は乳がんになる事を知っていて予めプログラムしていたなんて、ありますか!?」

この話はとても面白いです。正しい指摘だと思います。

僕たちは、生まれる前から、今回の人生のシナリオをつくってから母胎に入ってくるようです。しかし残念ながら、そのストーリーは、生まれた瞬間に忘れてしまうので、さまざまな困難が生じるように感じてしまうようです。あなたのこの発想・勘《かん》のようなものは、忘れていたストーリーをふと思い出したんだと思います。

このような考え方があることは、飯田《いいだ》史彦《ふみひこ》さんの『生きがいの創造』シリーズを読んでから知り、高野山《こうやさん》の大学院で仏教を勉強してから確信的になってきました。

今度そんな話をしましょう。

でも、ともかく元気で、結果もよくて、とにかくうれしいです！

メールありがとうございました。

＊＊＊＊＊

私、三ヵ月生きられますか？

枕元に立っていた娘

「亡くなった娘が、先日、夢枕に立っていたんです」と、その女性は診察室に入ってすぐにいいました。「いえ、夢ではないんです。実際に、枕元に立っていたんです」

「夢枕に立つ」とは、辞書によれば、「神仏や故人などが夢の中に現れて、あるものごとを告げる」という意味で、まさに、その女性が語ることと同様の現象です。夢よりももっと現実味があった体験なのでしょう。

私は、その女性に、「やっとお嬢さんが現れてくれたんですね？ それで、お嬢さんはなんといったのですか？」と聞くと、うれしそうにいいました。

「大学生くらいのきれいな若い姿で、『お母さんを絶対に守るからね』といってくれたんです」

その枕元に立っていたという女性は、年末に私のクリニックを訪れ、正月明けの私の外来の朝、自死を遂げたのです。

究極のバッドニュース

自ら生命を絶った女性は、三〇代の終わりか四〇歳になったばかりの方です。お母さまといっしょに受診された日の最後にいった言葉を、いまでも、はっきりと覚えています。

「先生、私……三ヵ月生きられますか？」

その女性は、ある有名ながん専門病院で、「進行した胆嚢《たんのう》がんのために、予後三ヵ月」と告げられたそうです。

優秀ながん専門医は、進行度によって、余命期間を含めた予後について「率直に」いうことが多くなりました。

予後を伝えることは、患者さんや家族にとって、大切な時間はあとどのくらい残っているのかを知ることになり、重要な情報です。

しかし、究極のバッドニュースを伝えることは、医師にとってもつらいことですから、いわない場合があったり、逆に、このように「率直に」「あっさり」と伝えることもあるようです。

　がんセンターが「医療コミュニケーション」なるセミナーの受講を、がん診療医に義務づけているのですが、そんなことで、心のこもった伝え方ができるわけではありません。

　私の外来には、有名ながん専門病院で、冷酷な（少なくとも患者さんや家族にはそう聞こえるのでしょう）余命宣告を受けた方が、傷つき（まさにトラウマになってしまい）、受診する方がたくさんいます。

　この方の場合も、「治療しない場合には」という前段があったはずですが、それが患者さんには伝わっていないのです。こんな残酷な告知って、あるんでしょうか!?

遺されていた折り雛

「先生、私……三ヵ月生きられますか?」という、か弱い言葉に対して、「それは、きっと『治療をしないと』という前提条件がついていたはずです。まだ何も治療していません。いまから治療を始めれば、三ヵ月なんてことはありません」と、はっきりと答えました。

念のため、Ｓ病院の緩和ケア科の信頼できる医師にも紹介状を書いておきました。二〜三回、クリニックに来ていただきましたが、年末最後の外来では、いままで見せてくれなかったような、美しい笑顔を見せてくれました。

　正月明けの外来予定日の朝早く、お母さまから電話がかかってきて、「どうしましょう、娘が……今日はとても行けそうにありません」と慌《あわ》てふためいた様子でした。「どうしたんです？」と問いかけたときには、電話は切られていました。

　それから何日が経ったでしょうか？

　お母さまが報告してくださったことは、ショッキングなことでした。

　受診予定の前の晩には明るく笑っていたのに、翌朝、部屋に行くと、「自死」によりすでに亡くなっていたお嬢さんを発見したそうです。

　医師であるお兄さまからもメールをいただき、「あんなに明るくなっていたのに残念です」という意味のご連絡をいただきました。

　お母さまからは、「これは多分、娘が、三月になったら先生にさしあげようと思ったんでしょうね」と、折り紙でつくったお雛《ひな》さまをくださいました。もちろん、彼女は三月まで生きているという実感があったので、わざわざつくってくれたのです。

自分の患者さんの自死は、精神科医だった時代を含めても、この三〇年間は経験がなかったので非常にショックで、自分をいまでも責めています。

それから半年が経ち、お母さまが、「娘がはじめて夢枕に立ってくれました。私に、『お母さんを絶対に守るからね』といってくれたんです」と報告に来てくれたのです。私とお母さまは、娘さんの写真を見ながら、うれしいやら、悲しいやらで、また泣いてしまいました。

その娘さんにつくっていただいた「お雛さま」は、いまでも、私の視野に入る書棚の真ん中に置いてあります。

「宮司の論文」（https://turumi-jinjya.blog.so-net.ne.jp/2010-06-17）というネット記事によれば、「私が考えますのに『虫の知らせ』や『夢枕に立つ』という現象は、非科学的なものではなく、人類が地球上に誕生してから存在するものであると思います。人類あるいは人間が生命の危機に直面した時に、それを肉親や最愛の人に知らせようとして、無意識の内に発する心の信号であり、一種のテレパシーが大脳から発信されるからではないかと思います。

非科学的な話ですが、その信号は何万キロ離れていても関係なしに相手に到達します。その理由はＤＮＡを共有したり、また『愛』という共通の力強い目に見えない周波数が同調した者だけが持っている特殊な回路で形成されていると考えています。その特殊な回路を持つ人だけが受信できたのだと思います」とのことです。

ご冥福をお祈りいたします。

第4章　がんになった意味に思いを寄せる

女医が乳がんになる意味は？

心が追いついていかない

先週いらっしゃった美しい患者さんは、途中から、医師だということがわかりました。縁《えん》あって、四〇歳近くになって、一般の男性と結婚されたそうです。そして妊娠し、分娩が近づいたころに、胸のしこりに気づいたそうです。

産婦人科の女医さんなので、その経過を話す際には「照れ笑い」をしていました。乳がんがわかり、初期なので、治療スケジュールが始まるところで、「心が追いついていかない」という理由で来院されました。

ご主人は医療関係者ではないので、心配はしてくれるが、情報的には自分が集めるしかないといいます。彼女は、他の多くの患者さんと同様に、「夫に迷惑をかけて申しわけない」とか「この子どもが大人になるまで育てられるだろうか？」などと悩んでいました。

ピア・カウンセリング

ひとしきり話を聞いたあとで、私は質問を投げかけました。

「なぜ産婦人科の女医が、妊娠中の自分自身の体の変化に気づかなかったのか？」

「なぜ、出産と相まって乳がんになったのか？」

いつもの、がんになった「原因ではなく、意味を探す」質問です。

この回答はまだいただいていませんが、彼女は、「自分が患者になって、患者さんの気持ちが前よりもわかるような気がする」と答えてくれました。

医師や看護師のような医療者が、自らがんになると、がん患者さんの心理がよりわかるようになり、乗り越えたあとでは、がん患者さんの心のケアを、仕事の中で、あるいは、ボランティア的にでもやりたいと考えるようです。

仲間同士のカウンセリングのことは「ピア・カウンセリング」といいますが、看護師ががんになったとき、患者さんのための心のケアをしたいという看護師を「ピア・カウンセリング・ナース」と命名したことがあります。

略して「ぴあナース」と呼んでいます。沖縄の上原弘美《うえはらひろみ》さんが中心になって、全国規模になりつつあります（https://peer-nurse.jimdo.com/）。ぜひ医療者の方は、このHPから参加表明をして、この「ぴあナース」の輪を全国に広げていっていただきたいものです。

冒頭でご紹介した産婦人科の女医さんは、「自分が患者になって、患者さんの気持ちが前よりもわかるような気がする」と答えてくれましたが、そんな彼女には、「いっしょに、がん患者さんの心のケアをする側（サイコオンコロジー側）に入ってくださいね」となにげなく誘っておきました。

この場合は、「ピア・カウンセリング・ドクター」になるのでしょうか⁉

彼女が診察室から出ていったあとも、「きっと彼女はいいお医者さんになるだろうな」と確信に近い思いがありました。

頑張ってくださいね！　自分のため、ご主人のため、赤ちゃんのため、そして世の中のがん患者さんのために！

肺がんが見つかってよかったですね！

術前検査で発見

先日いらっしゃった四〇代の女性患者さんは、乳がんの手術をして、今後は放射線療法やホルモン療法が待っています。ごくふつうの乳がん標準治療を受ける患者さんです。

ところが、この方は、他の臓器への転移の有無《うむ》を調べるために、どなたにもやる術前検査（胸のエックス線撮影などです）で、なんと初期の肺がんが見つかったのです。

そこで、乳がんの標準治療は中断して、すぐに肺がんの切除手術をしてもらったそうです。

一般的には、「二つもがんになって」と不憫《ふびん》に思われるのでしょうが、私は即座に「早く見つけてもらってよかったですねえ」といいました。

患者さんも「市がやっている次の定期検診で見つかったとしたら、手遅れになっていたかもしれないねと、先生にもいわれたのです。ほんとうによかったです」と深く頷《うなず》きました。

実際、この方はとてもラッキーだったと思います。がんは早期発見・早期治療ができたら、それほど恐れる病気ではありません。

サイコオンコロジーの問いかけ

私は、さらに診療を続けます。ここが、サイコオンコロジー・クリニックの特殊性といっていいでしょう。

私が「亡くなったご家族の中で、どなたにいちばんかわいがられましたか？」と聞くと、この方は「ひいおばあちゃんです」と答えました。

「ひいおばあちゃんを知っているんですか？」

「ひいおばあちゃんは一〇〇歳まで生きていて、私が二〇歳のときに亡くなりました。ずっとかわいがってもらいました」

そう答える彼女に、私はいいました。

「もし、僕がひいおばあちゃんだったら、二〇歳の娘にまで成長したひ孫はかわいくて、かわいくて仕方ないので、亡くなるときには、きっとこのひ孫を見守っていこうと思うでしょうね」

このあたりから、患者さんは泣きはじめます。

そして、自分が乳がんになった意味を考えはじめるのです。

受容して前を向く

私の理解は、「肺がんは触診でわかるものではない。ひいおばあちゃんは、なんとかひ孫にこの肺がんの存在を気づかせたい。そのためには、市の検診を待ってはいられない。ともかく病院に行かせなければいけない。じゃあ、自ら気づけるような乳がんの初期にしてしまおう。これが乳がんになった意味だ」という大胆な仮定です。

それを伝える前に、私は説明しました。

「ひいおばあちゃんからみれば、自分のDNAをもった子ども・孫・ひ孫などが、できるかぎり健康に長生きしてほしいと思うはず」

そして、さきほどの病気になった意味を説明しました。

「ひいおばあちゃんが、見守っていてくれる」

このひとことだけで、この患者さんは乳がんに関しても、肺がんに関しても受容でき、前向きに治療を受けることができると確信しました。

再発したことには意味がある！

離婚、闘病、育児、転居、就職が一度に

私の患者さんに、四〇代の乳がん患者さんがいます。教師の方です。

その方は、数年前に乳がんの手術をしました。しかも、ご主人との関係性が最悪でした。結婚当初から問題はあったようですが、最近は、話もしないということです。

そして、消費者金融からの督促状《とくそくじょう》だけが届き、一週間に一回くらいしか家に帰ってこなくなったようです。これだけでも「大問題」ですよね。

彼女は離婚を決意しました。

子どもさんが三人いました。上二人は高校生以上になっていたのですが、末っ子はまだ中学生です。教師は、それぞれの地域によって教員試験を受けなければいけないそうで、彼女は実家に戻るつもりでしたから、その地域の教員試験を受ける準備を進めていました。

「子どもたちは私の病気はあまり心配していない。末っ子だけ、連れて行く」といっていました。

ところが……ここからたいへんなドラマになっていくのです。

別居・離婚を決意して教員試験の準備をしている間に、体の変調に気づきました。腰から背中にかけての痛みです。あまりに長く続くので、乳腺外科の主治医に相談したところ、検査を受けることになりました。

そして、その結果、腰椎《ようつい》二ヵ所への転移が明らかになったのです。さあどうする？彼女はパニック状態になってしまい、何も決められなくなってしまいました。

実家からご両親も来院され、私たち四人で相談しました。

私は、人生で起こるイベントには、すべて意味があることが多いと思っています。それで、そのときにも意味を考えました。別居・離婚について、いまはするな！というのが、その意味だと思い、そう意見を申しあげました。

新しい環境に移ることは大きなストレスになるし、免疫機能が低下するだろうというのが大きな理由でした。

さらに、再発のための治療が始まる際に、実家近くの新しい病院に変わるのも考えものだったからです。

ソーシャル・サポートのために

彼女もご両親も、ほぼ同じ意見でしたので、「ここはひとまず、いまのままで治療に専念する」という結論に至りました。

しかし、ご主人、子どもさん三人の家族からのサポート（これは医学的にはソーシャル・サポートといいます）が感じられなかったので、なんとかしなければいけないとも思いました。

通常なら、ご主人を呼んで協力をお願いするのですが、このご主人は一筋縄《ひとすじなわ》ではいかないと感じ、実際に彼女も「主人は病院には来てくれません」といいます。

ちょうど春休みの時期だったので、子どもさん三人を呼ぶことにしました。彼女も入れて、五人での話しあいです。

私の外来は、グループ療法をおこなうために、楕円形《だえんけい》のテーブルが診察室にあるのですが、こんなときにも役に立ちました。

子どもさんたちは、やはりどちらかというと、母親への気持ちがあっさりしていて、病気の深刻さは理解していませんでした。そのために、「乳がんのこと」から説明を始め、再発・転移の意味合いについてもわかりやすく説明しました。

このような家族へのアプローチは、実際には予想以上の効果があるもので、私はふだんの外来のときにも、家族の方を意識的にお呼びしたりすることが多いのです。

その後、子どもさんたちの変化をお聞きしました。再発した彼女の子どもさんたち三人へのアプローチ（「心理社会教育」といいます）によって、「母親への理解ややさしさを示してくれた」とお聞きしました。

ご主人は「相変わらず」だともいいます。彼女は、「子どもが大きくなれば自然に離婚になっていくでしょう」と寂しそうに語ります。

家族関係修復のタイミング

その後ですが、骨転移に対して放射線療法一〇回と、骨病変治療薬の注射、およびホルモン療法により、一年後には「腰椎《ようつい》転移部の消失」が見られていて、現在も治療が続いているようです。再発部位は消失したように見え、他の再発は見られない状況が続いています。

あのとき、別居・離婚・転居などしてから骨転移が見つかっていたら、医療施設の問題、経済的な問題、精神的な孤立感などから、今回のように治療がうまくいっていたかどうかは、はなはだ疑問です。

あのときだったから、後戻りできた。そういう意味もあると思います。しかし、私はそれだけではないと思っています。

あの時点で再発した意味は、家族関係、とりわけ、子どもさんとの家族関係の修復ではないか。それが必要なタイミングだったのだろうと思っています。

第5章　ターニングポイントになった日

がん難民をつくらない

医師のひどい言葉に傷ついて

その六〇歳の前立腺がんの患者さんは、あるがん専門病院でホルモン療法を中心に治療していたのですが、医師のひどい言葉に傷つき、病院受診をやめてしまいました。積極的で研究熱心な患者さんなので、さまざまな代替《だいたい》療法を試していました。拙著『がんでも、なぜか長生きする人の「心」の共通点』（朝日新聞出版）を読んでくださり、その方にとっては代替療法のひとつとして注目してくれたのでしょう、私の外来に来てくださいました（ただし、私の外来は代替療法についていっしょに考えることはあっても、代替療法をおこなっているわけではありません。念のため）。

話をうかがった私から飛び出た言葉は、「これじゃ、がん難民じゃないですか！だめですよ、正規の治療に戻りましょう」。

すぐに病院の泌尿器科の医師を紹介しました。

泌尿器科では、進行性前立腺がんで、多発骨転移もみられるとのことで、たまたまキャンセルが出た手術枠に入ることができ、前立腺切除術を受けました。

その検査の段階で、あろうことか大腸がんの肝臓転移も見つかってしまいました。

ところがその患者さんは、がっかりするどころか、躊躇《ちゅうちょ》する外科医にお願いして、大腸がん切除術まで受けてしまわれたのです。私のところに来てから一〇日間の出来事です。

主治医のいないがん難民

この前立腺がんの患者さんは、医師のひどい言葉に傷つき、病院受診をやめてしまい、さまざまな代替療法を求めて歩き回られるのですが、このような状態のことを「がん難民」といいます。

がん難民の原因としていちばん多いのは、医師とのコミュニケーションの問題です。「相性が悪い」場合もありますが、医師の診療態度（パソコンばかり見ていて、目を見て話してくれないとか、医師の心ない言葉に傷つけられた、などさまざま）の不適切さが、患者さんにとっての安心感や信頼感につながらないようです。

一〇年ほど前から、医師のためのコミュニケーション・スキル・トレーニングなどといったプログラムができたくらい、医師のコミュニケーション能力が低下しているといえそうです。

これに対応するために、セカンドオピニオンやサードオピニオンのように、これまでの検査結果を添付しながらの紹介状をもらい、いまの治療法について他の医師の意見を聞く制度も一般的になりました。

とくに、がん領域では当たり前の診療スタイルです。

ところが、「セカンドオピニオンを求めたら、『もうここには来ないでください』といわれました」という医者がいるかと思うと、「いまの先生を信じていないように思われ、その後の治療で手抜きされそうで怖いです」と誤解している患者さんもいます。

私のクリニックを訪れた、あの六〇歳の前立腺がんの患者さんは、見つかった大腸がんを切除したあと、主治医は腫瘍《しゅよう》内科に変わり、肝臓転移・多発骨転移のために、抗がん剤治療に通っています。

遠方の方なので、腫瘍内科で抗がん剤の点滴をする日に、ときどき私の外来にも元気な顔を見せてくれます。

抗がん剤治療はつらそうですが、「あのとき、保坂先生に会えて本当によかったです」といってくださるので、私までもらい泣きしてしまいます。

がんを抱えて学校へ

転移を疑うべし

久しぶりに現れた女性の患者さん。お顔を見たとたんに、病院勤務時代の、ある日の情景がまざまざと蘇《よみがえ》りました。

乳がんで他の病院で治療中に、うつ病になり精神腫瘍科を受診していただいた方でした。

たしか、ホルモン療法に関係したうつ病だったので、躊躇なく、「薬で治《なお》してしまいましょう」といい、抗うつ剤治療を始めました。

二ヵ月くらいで、うつ病はよくなり、「仕事に戻る」といったので、紹介状を書いて近くの精神科の先生にフォローアップをお願いしました。

実際には、症状がよくなったので、その後半年くらいで、通院をやめていたそうでした。

その後、「首が痛い」「動かない」という理由で、ふたたび受診してくれました。いまから一年前のそのときの記憶が蘇ったのです。

首が痛い、動かないは、気のせい？　筋緊張のせい？

いえ、そのときの私の頭に浮かんだのは、「髄膜炎《ずいまくえん》の疑い」でした。

「これは見逃したらたいへん！」と専門である神経内科の先生にＰＨＳで連絡して、その日のうちに診《み》ていただくことになりました。

脳脊髄液《のうせきずいえき》を採取しての検査では、髄膜炎は否定的でした。ところが、そのとき緊急で撮影したＣＴで「頸椎《けいつい》への転移」がわかったのです。

その時点で午後五時を過ぎていましたが、乳がんを治療していた自宅近くの病院の主治医に連絡したところ、その日のうちに対応してくださるというので、整形外科医が首をシーネ（副木《ふくぼく》）で固定して救急車で転院していただきました。

がん患者さんが訴えた場合には、まずは、「転移を疑い検査するべき！」という思いを新たにしました。

五〇歳のイラストレーター誕生

頸椎への転移がわかった患者さんは放射線療法で完全によくなり、その後、仕事にも復帰していました。

五〇歳になった独身のその患者さんは、少しほっそりして健康的に見えます。

今度の主訴は「自律神経失調症のようで、胸がワサワサするんです」ということでした。

俗に自律神経失調症といわれますが、そういう病名は医学的にはありません。お話を聞いた私はいいました。

「いわゆる自律神経失調症なんですね。でも基本は不安か、ホルモン療法による気分変調ではないかと思います。まずは抗不安薬を出してみましょう。一週間で結果はわかります」

抗不安薬を出した一週間後に、やってきた彼女は、明るい表情で、「胸がワサワサする症状はなくなりました」といってくれました。

通常は、そこで診察を終えてもよいのですが、昔の「危機一髪」の印象が強かったので、その後の様子を聞きました。いまの病院での経過観察にも満足している、とのことです。

「病気が、完全によくなっているわけではないので、残りの人生がどのくらいあるかわかりませんが、悔《く》いのないように、学校に通いはじめたんです」と話は展開していきました。

「若いときから、じつはイラストレーターになりたかったんです。だからいまは、仕事をしながら、イラストレーターの学校に通いはじめたんです」

そうか、絵が好きなのか。私は、ずっと頭の中にあった発行予定の本の治療イメージのことを話しました。

そのイメージを、私の下手な図で説明したところ、翌週すぐに下案をつくってきてくれました。

それを見て私は、「ここはもうちょっと……してほしい。そこは、もう少し……で」などと注文を出しはじめてしまったのです。

五〇歳とはいえ、まだ学生の彼女に、「この仕事を受けてくれない？」とお願いしてみました。

「はじめての依頼」ということで、特別に受けていただきました。

その本は二〇一九年に無事、刊行されました。

いまは、それを講演などで使わせていただいています。そのイラストレーションの由来についても、ちょっとお話しすることもあります。

これがチーム医療だ！

急変する進行がん

二〜三日前にメールをいただき、「緊急の相談で三〇分の時間をとってください」と、がん患者さんの奥さまからの連絡です。

翌日の午後には設定できました。二ヵ月ほど前に、そのご夫妻がクリニックに初診されました。まだ四〇代のご夫婦で、子どもさんはいらっしゃいません。

ご主人が末期がんで、「元気がほしい」と初診されたのです。消化器系のがんで、残念ながら手術もできずに、抗がん剤の治療をされていました。

でもまだ仕事も続け、周囲の方から見れば、彼がそんな進行がんに罹患《りかん》していたことはわかりません。

その日は、笑顔になり、帰って行かれました。

しかし、二週間後には、「やはり仕事場への通勤がたいへんで、体調のよいときに出社させてもらっている」といっていました。

三週間後には、今度はご主人がひとりでやってきたのですが、「食べられなくなって一〇キロほどやせてしまった」というように、別人のようになっていました。

奥さまからは、その夜メールをいただき、「ずっと家で暗い顔をしていたので、先生のところにひとりで行かせました。帰ってきたときには、笑顔になっていました。ありがとうございました」と、ご連絡をいただきました。

それから二週間後、「緊急の相談で三〇分の時間をとってください」というメールがあり、「いったい何が起こったんだろう」とお待ちしていました。

奥さまは、「じつは、夫はその後、筋力が低下してしまい、階段からよろけて落ちてしまったんです。救急車を呼んで、いつもの病院に入院させていただきました。骨折などはしていませんでした。よかったです」と報告してくださいました。

「栄養をつけて、筋力アップしてくれるそうです」と続くのですが、「病院からは、『緩和《かんわ》ケア病棟やホスピスを探すように』とか、『在宅なら在宅医を探します』といわれました。会社から介護休暇をいただくこともできるのですが……」というのが、緊急の相談だと、やっとわかりました。

カウンセリングの進め方

以下が、その後の奥さまへのカウンセリングです。

「奥さまとは、二～三回しか、それもご主人の同席としてしかお会いしていませんが、おそらく、奥さまは大きなストレスや困難に対して、正面突破していくタイプではありませんね？」

「そうです。そんなこともわかってしまうんですね」

「ですから、介護休暇をとって、在宅でずっと介護していくのは無理だと思います。万が一のことがあった場合には、あなたはひとりで、仕事をしながら、強く生きていかなければならないからです。介護うつは、絶対に避けなければいけません」

「私もそう思っていました。でも、ホスピスの探し方もわかりません。私の職場は都内で、自宅からは二時間かかるような場所なんです」

「S病院の緩和ケア病棟に入院したら、仕事のあとで、毎日、面会に来られますね？」

「はい。私もS病院に入院できたらいいなあ、と思っていたんです。でも、S病院の患者ではないし……そんなことできるんですか？」

「ちょっと窓辺まで来てください。この正面に見える旧館二階の部分に、緩和ケア科の外来があります。右の建物が本館で、いちばん上の窓が見えますか？　あそこが緩和ケア病棟です。……ただ、緩和ケア病棟には、二ヵ月くらいしか入院できないのです」

「余命というのを、一ヵ月前に聞いたんです。……あと半年、といわれました」

「今日はこれから、ご主人が入院している病院に行って、主治医に会うんですね？　もう一度、余命について聞いてください。あのころとは、状況が違っているからです。それと、せっかくS病院の前まで来ているんですから、これから病院に行ってやるべきことをいいますから、メモを取りながら、よく聞いて、行動を起こしてください。いいですね？」

私と奥さまの話は続きます。

「まず病院に電話して、緩和ケア科のM先生の初診の予約を取ってください。忙しい先生ですが、毎週、初診担当の日があるはずです。

そして、今日の夕方に、ご主人が入院している病院に行って主治医に会ったら、病院の緩和ケア科への紹介状を頼んでください。数日以内にはいただけるはずです。S

病院の緩和ケア科の初診日に持っていきたい、と伝えれば、必ずそれまでに書いてくれるはずです。

実際の初診日には、ご主人の体調によっては、奥さまだけが来るようなことも想定されますが、まずはカルテを作成する関係がありますので、必ず受診してください」

「よく、ホスピスの案内を読んでいると、本人が余命期間を知っていることが条件になっているんですが、伝える必要はありますか？」

「いいえ、その必要はありません。でも、がんの治療はできない、がん治療のための入院ではないということは、ご主人も了解していなければいけません」

「わかりました。……私が主人と向かいあうときには、どんなことに注意したらいいでしょうか？」

「もう痛みについて麻薬を使っているので、いずれは意識が薄れてしまうことがあります。意識がはっきりしているうちに、はっきりとご主人にいってください。私と結婚してくれて、ありがとう、と」

このような場面では、私のほうが涙ぐんでしまいます。いつまでたっても、です。

「ここまでいらっしゃったんだから、どうせなら、病院の玄関を入って、病院の雰囲気をつかんでいったらどうでしょうか？　病棟までは入れませんが……そうだ、『がん相談支援室』という名前の場所がありますので、そこに行って、『看護師のHさんに会いたい』といってください。運がよければ、会えます。『保坂先生に紹介された』といえば、話はもっとスムーズになるかもしれません」

三〇分のカウンセリング時間が終わったので、少し元気になった奥さまは、病院に向かったようです。

継続するチーム医療

三〇分ほど経ったら、奥さまから次のようなメールをいただきました。

＊＊＊＊

保坂先生、お世話になっております。

すぐに看護師のHさんにお会いできました。

そして、診察カードもつくっていただきました。

緩和ケア科のM先生の初診予約は混んでいるということで、8月〇日に予約をとっていただきました。ありがとうございました。

＊＊＊＊＊

この奥さまの例はラッキーなほうだと思いました。この話は、今後もスムーズに進むだろうと確信しました。

私は、看護師のＨさんにすぐお礼をいいました。

＊＊＊＊＊

Ｈさん、さきほどの患者さんへのご対応ありがとうございました。

いつも、感謝、感謝です。

ありがとうございました。

＊＊＊＊＊

夜になってから、Ｈさんからも返事をいただきました。

＊＊＊＊＊

保坂先生、こちらこそ、いつもありがとうございます。

保坂先生との出会いに心をやすませている方のお話を聞きながら、保坂先生とごいっしょにお仕事させていただけることに、私のほうが、感謝の気持ちでいっぱいです。

＊＊＊＊＊

私は、S病院を離れても病院とのチーム医療が続いていることを、幸せに思っています。

……それにしても、看護師さんからの返事が、夜九時過ぎということは⁉　……こういう人たちに、医療が支えられているんですね。

「いい亡くなり方」実現のために

ターミナルケアにあたって

以下の話は、ターミナルケア（終末期医療）で大切なことであり、医療者側が「いい亡くなり方」の場を設定する際に、考慮すべきだと思っています。

①患者さんは最後まで主治医を信頼していること

患者さんは最後まで、主治医に診てもらいたがっています。最後の最後に、緩和ケア医にバトンタッチされたり、転院を余儀なくされたり、というのは、誰も望んでいません。

もちろん、患者さんやご家族は「全部を」期待しているので、「心のケアも」求めているということです。最後の最後に、「気持ちがつらかろう」と、サイコオンコロジストや、緩和ケアチームなどが登場することは、誰も望んでいないということです。

がん治療医は、なにも抗がん剤が効かなくなったからと、「ここからは緩和ケア医ね」という冷酷な対応をしてはいけません。

② 医師は確固たる死生観を持つこと

私自身が、緩和ケアチームの一員に加わったときに、強く感じたことです。そのために、高野山《こうやさん》大学大学院に行ったことは、すでにお話ししました。

③ 患者さんと死生観について話すこと

主治医や看護師は、話をする態勢でベッドサイドに座り、患者さんが感じている疑問、たとえば、「死んだらどうなるんでしょうか?」とか、「死後の世界はどうなっているんでしょうか?」などの疑問に真摯《しんし》に対応しなければいけません。

④ 患者さんとご家族が「ありがとう」といいあえる場を設定すること

病状や予後について、「かわいそうだから伝えない」という前提があると、患者さんは末期になると、鎮痛薬のオピオイドなどを投与されるために、意識障害が起こり、ご家族との最後の挨拶ができなくなります。

お互いに、「ありがとう」といいながら、お別れしていくときに、私ははじめて「これでよかった」と思えるようになりました。

それには、最大級のバッドニュースではありますが、「短ければ短いほど」余命期間を伝える必要があります。

病院の事情で治療を受けてはいけません！

誰のための手術？

その女性の患者さんは、四四歳。子どもさんがいないこともあり、超忙しい会社に勤務していました。しかし、検診で肺がんの疑いが出て、A病院を受診しました。

A病院での精査の結果、こんなことをいわれたそうです。

「肺がんですが、そのまま様子を見て、六ヵ月後にロボットが入るので、それからロボット手術をしましょう」

肺がんなのに、そんなに待って、手術を遅らせてもいいのだろうか？　そう思ったその患者さんは、セカンドオピニオンを求めて、B大学病院を受診しました。

すると、そこでは「いまの教授が退官する前に手術をしましょう」といわれたそうです。

もともと、ネガティブ思考のその方は、不安を和らげるために私のクリニックを受診してくださいました。

その方から、それまでの話を聞いて、私はいいました。

「A病院ではロボット購入を前に、予定手術を集めている最中のようですね。そこまで待ってもいい、という理由にあなたは納得していないのに、患者さんの気持ちには寄り添ってないですね」

さらに、こういいました。

「B大学病院では、間もなく教授が退官するので、教授の執刀記録数を伸ばすような目的で、すぐにでも手術したがっているような気がしますね。どちらも、病院側の事情だけでいっているような気がします。このようなことで治療を受けてはいけないんですよ」

結論的には、私が信頼している医師のいる「C病院を受診しましょう！」と、紹介状を書いてさしあげました。

その後、その方はご主人といっしょにC病院を受診しました。そして私の信頼している医師の診察を受けることができました。

医師はこういいました。

「これは大きくなる肺がんではありません。六ヵ月後に大きくなっていたら手術をしましょう」

またも、ネガティブ思考の彼女は、「そんなに待っていてもいいのだろうか」と、私の外来に毎週来て話します。

「あの先生がいっているのだから、大丈夫です」

私は、再三説明しましたが、彼女の不安は消えません。

最後に、私から妥協案を出しました。

「では、病院に連絡して、その先生の受診日を来週にでも変更してもらってください。そして、こういうんです。『保坂先生からもいわれましたが、三ヵ月後に、検査していただくわけにはいきませんか？』」

彼女は翌週、その先生の診察後に、クリニックに寄ってくださいました。そしてうれしそうに「三ヵ月後に検査してくれることになりました！」とだけいって、帰って行きました。

試練の中で大きく成長

転移で退行に追いこまれる

二八歳の若さで、乳がんに罹患した患者さんは、手術前から、ショック・不安・不眠のために、当時私が勤務していたＳ病院の精神腫瘍科を受診してくれました。

術後は、ホルモン療法を受けていました。

経過観察の間に、私生活も変わりました

若すぎた結婚を後悔し、離婚し、三歳の娘さんを引き取り、実家近くの部屋を借りて二人暮らしが始まったのです。

その後、一人娘も幼稚園から小学校へと順調に成長していき、その時期、その時期に、「ママ友」たちとのトラブルも経験しながら、その患者さんは大人の女性に成長してきたのです。

ところが、娘さんが八歳になったとき、つまり手術から五年が過ぎたころに、とうとう「次の試練」が訪れてしまいました。

「肺への転移」が見つかったのです。強いショックを受けたことは容易に想像できます。

担当医は、淡々と抗がん剤の治療を始めました。すると、せっかく成長したと思っていた彼女が「退行」してしまったのです。

退行とは、心理学的に子ども返りすることです。泣きじゃくったり、無理なことをいったり、投げやりな言動が戻ってきたのです。

数年前に、がんの罹患を告げられた直後とほぼ同様な言動を繰り返すようになったのです。

「私なんか死んでしまえばいいのよ！」

「小学生の娘がひとりぼっちになってしまう！」

「誰の言葉も信じられない！」

かわいそうだけれど、なにもいってあげられないし、むしろ、周囲がなにもいえないような言葉を選び、繰り返しているかのようでした。

ステージ４でも長生きしている人

Ｓ病院での抗がん剤の点滴の日には、必ず私のクリニックに寄ってくれます。しかし、なにもいってあげられない自分自身に、苛立《いらだ》ちを感じるばかりでした。

その後も、いろいろなことがありましたが、「生きている間に、娘との思い出をたくさんつくろう」という考えに至りました。

実家のご両親や、お姉さんも含めた家族旅行に行ったあたりから、少し考えが変わったようでした。

家族旅行から帰ってすぐの診察で、その方が驚くべきことをいったのです。

「先生、ステージ４といっても、いろいろな段階があり、均一ではないんです。入り口にいる人もいれば、暗闇でウロウロしている人もいれば、出口近くに立っている人もいる。ステージ４の１、ステージ４の２、のような分類をしたほうがいいんじゃないんですか？」

ちょうどそのときに、私が考えていたことと同じことを言いだしたので、驚いてしまいました。

『がんで困ったときに開く本２０１９』を紹介しました。新しい年度版（週刊朝日Ｍ

ＯＯＫ）が三年ぶりに出版されたのです。

二〇一九年度版でいちばん驚いたのは、それぞれのがん種のステージ４の五年生存率を見たときでした。これは国立がんセンターからのデータを図示したものです。

たとえば、乳がんのステージ４の五年生存率は、37・1パーセントだそうです。二〇二〇年度版のステージ４の方の五年生存率は、もっと高くなるでしょう。

少し前までは、「ステージ４」といわれれば、もっと悲観的になっていました。遠隔転移をしてしまい、いよいよ「死」に近づいたとしか思われなかったのです。

いえ、いまでも、そのように絶望的になる患者さんや家族の方は、たくさんいらっしゃいます。

しかし、この結果は、最近の臨床《りんしょう》データによれば、ステージ４でも長生きしている人がたくさんいることを示してくれています。

もちろんこの理由は新薬の開発です。これから先も新薬の開発は目覚ましく、この臨床データももっとよくなるはずです。

ステージ４は、均一な集団ではなく、さまざまな段階や状態が混在した、不均一な集団と思うべきで、「ステージ４」とラベリング（レッテルを貼る）されることで、絶望的になってはいけない。

成長して強くなった彼女の言葉を思い出しながら、そう強く思ったのでした。

がん患者さんは治療の場を選べるんですよ

人間ドックでの説明に不安

今日の患者さんとその奥さまは、六〇代後半くらい。五年前に、大阪から東京に移住したそうです。それ以来、ご主人はT大学附属病院の人間ドックを定期的に受診されていたそうです。

数年前の最初の受診時にも、すでにPET-CTでリンパ節腫瘍が指摘されていましたが、数年経ってからの今回の受診時に、はじめて今後の治療方針が示されたそうです。

しかし、そこの病院では、比較的若い医師が説明することが慣例で、ご主人は少なからず不安を感じてしまったそうです。

そこで、家の近くの心療内科やメンタルクリニックを何回か受診したそうです。最後のメンタルクリニックで、私の友人がアルバイトで外来を担当していたこともあり、すぐに私を紹介してくれました。

ご主人は、他のクリニックで処方された薬を、大量に持参してくださいました。抗うつ薬と、ふらつきの強い抗不安薬が出ていました。

啞然《あぜん》としました。

そのような話と、処方薬の内容を聞きながら、いくつかの問題点が浮かんできました。

診療情報提供書を渋る若い医師

第一の問題は、大病院の超高額の人間ドックで、若い医師がひとりだけで重要な話を患者さん（この時点ではドック受診者）にさせている点です。

研究が中心の、大学病院だからでしょうか？

もっと一人前の医師が、責任をもって説明すべきです。超高額の人間ドックを「若い医者の研修の場にするな」といいたい思いでした。

私は、「セカンドオピニオン、あるいはサードオピニオンのために、診療情報提供書を書いてもらいなさい」とアドバイスしました。

すると患者さんであるご主人が、いいました。

「それはお願いしたのですが、その若い先生は、『病院を替えるんですか？ ……二週間ではとても書けません』といって、いかにも嫌そうな顔をしていました」

私は思わず、「そんな馬鹿な！ あなたの検査結果は、あなた自身の個人情報で、それを病院に預けているだけなのですよ」と、強い声でいってしまいました。

加えて、「電話でいいので、二週間以内にほしいと伝えてください。もしも、それはできないといわれたら『病院長室につないでください』といってください。

そういえば、相手は驚きますが、さすがに院長室にはつないでくれません。そのときには、「がん相談室」につないでもらって、『二週間で診療情報提供書がほしい』と伝えてください。たぶんそれで、書いてくれると思います」

さらに、「その間に、二ヵ所の病院でのセカンドオピニオンの予約を取ってくださ い」といいました。奥さまは、神妙な顔で訊《き》きます。

「え？ 病院を替えてもいいんですか？」

「もちろんです。病院を替えるのではなく、病院を選ぶのです。そこからは自己責任ですので、病院や医師の実績をよく調べてください。実際に会ったときの印象も加えて、お任せできる医師を決めて治療を始めましょう。このプロセスで迷ったり、予想外のことが起こったら、この名刺にある電話かメールアドレスに連絡してください」

そういって、私の名刺を渡しました。

メンタルクリニックのレベルの低さ

第二の問題は、メンタルクリニックのレベルの低さです。なぜこの患者さんに、抗うつ剤が必要なのか？　まったく不可解です。患者さんは不安状態ではあっても、抑うつ状態ではなく、もちろんうつ病でもないからです。

「この診察は、何分でしたか？」と聞くと、「五分くらい」と答えます。

唖然《あぜん》！

死に関わる病気をもった、不安な患者さんと五分間しか向きあわないで、うつ病でもない患者さんに、なぜ副作用の強い抗うつ薬を出すのか⁉

これは、いまのメンタルヘルスの問題と深く関わるのですが、結局、「患者さんが多すぎる」という背景があるからなのです。

もうひとつ、医者が薬に頼りすぎる。患者さんも、薬に頼りすぎる。この「医療観の国民性」が、背景にあると思っています。

以前の笑い話ですが、「カウンセリングで治そう！」と思い、ある患者さんと三〇分話しました。

「これで終了」という段階で、患者さんが怪訝《けげん》な表情で、「きょうは診察はないんですか？」とか、「薬は出ないんですか？」という場面がありました。

やはり、カウンセリングのような「無形」のものよりも、処方箋といった「有形」のものが好きな患者さんと、「早く、多くの患者数を、こなさないといけない」と勢いこむ医師の間で、この「処方箋を出すだけの三分間診療」が続いていくのです。

最終的には、「うつ病ではないので、この抗うつ薬は飲まないこと。こちらの強い安定剤もふらついて転倒する可能性があるので変更します」といい、ω1（オメガ・ワンと読みます）への選択性が高い、つまり脳に多くが存在するω1という種類の安定剤のレセプターにだけ効く薬を処方しました。

「この薬は、三時間くらいしか効きません。ふらつきはないので安心してください」と処方箋を渡しました。

「うつ病じゃないんですか？」と、最後に聞く患者さんには、「正常反応です」と答えました。

私は、初診の患者さんには少し負担かもしれませんが、一週間後に来ていただくことにしています。その後の様子や薬の副作用などを知りたいからです。

大阪から移住してきたこのご夫婦は、「どうしてこのクリニックでは、こんなに素直に話せて、明るくなれるんだろう……先生は関西人ですか？」と聞くので、「いいえ、山梨県の出身です」とだけ答えておきました。

第6章　未来から風が吹く

中学生たちの表敬訪問を受けました

ライフワークとしてのがん医療

愛知県にあるA大学附属中学校では、生徒が自ら興味・関心のあるテーマを設定し、三年間追究していく「Lifework」という総合学習があるそうです。

三年生になったRくんは、「がんに打ち勝つために」というテーマを設定し、研究に取り組んでいたそうです。

それまでに、計五つの医療機関に出かけて取材をおこない、「免疫《めんえき》細胞療法の可能性」や「がん患者への心のケア」について、詳しく調べてきていました。

そして、四月の終わりに、東京方面へ修学旅行に行くので、その際に、自分の研究テーマの専門家に会いたいという連絡をいただいたのは、三月はじめでした。

もちろん、担当の先生からもご連絡をいただきましたが、その熱心さにほだされ、一時間休診にして彼らを待ちました。

その日は、嵐のような天気の午前中が終わると、都内も暑いくらいの太陽が照りつける中、リュックを背負った四人の中学生たちが訪ねてきてくれました。

生徒会長であるRくんからは、がん診療におけるチーム医療や、心のケアについてのプレゼンを受け、私を入れて五人で、一時間ほどディスカッションしました。

あと一〇年間の課題

がんは治《なお》る時代になってきたこと、サイコオンコロジーの専門家は非常に少ないこと、がんの医者にもっと心のケアを学んでほしいこと、などを、私たちは熱心に話しあいました。

「先生は今後、どのようにがん医療を変えていきたいんですか？」

そんな、直球ストライクの質問まで出てきました。

この子たちが、医療界に登場してくるまでには一〇年はかかりそうです。それまでに、少しでも医療状況を変えておかなければいけない「課題」までいただきました。

A大学附属中学校の教育についても感動しました。

そのRくんから、お手紙をいただきました。「保坂隆様」と封筒には書いてありました。仕事では「保坂先生」と呼ばれることが多いので、「保坂隆様」と中学生に呼ばれる部分が新鮮です！

生徒さんたちには、ここでの経験を生かしていただけそうで、とても幸せな気持ちになりました。

看護学生さんの実習がありました

がん患者さんと交流する

二〇一九年度から、聖路加国際大学看護学部（以前は聖路加看護大学でしたが、総合大学に変わったために、この名称に変わりました）では、新しい実習が始まりました。三名の看護大学四年生には、病院のオンコロジーセンター（抗がん剤の通院療法の場所）と、チャプレン（聖職者）室と、保坂サイコオンコロジー・クリニックの三ヵ所の実習がありました。

なにせ第一回目の実習なので、教員の側も、私といっしょに考えながら実習内容を相談しました。結果的には、午後三時間だけ預かるということになり、患者さんと直接話せるようなプログラムを考えました。

患者さんの選定も重要です。看護学生さんと話すことが、苦痛になりそうな方を選ぶことはできません。私のクリニックの特徴は、「がん患者さんのグループ療法」ですから、この形態も加えたいところです。

テーマも重要です。この点について、私は比較的迷うこともなく「がんと就労」の話ができる患者さんを選んでみました。

三人はOKでしたが、そのうちの一人は、「ひとりだけでは心配」という理由で二人組になったので、合計四人の患者さんと、三人の学生さんということになりました。

当日は、まず初々《ういうい》しい学生さん三人と教員が登場し、実習の方法を説明しました。

「まず、一人の学生さんに対して、一人（または二人）の患者さんが相手をします。一時間、患者さんと話しあってみる。今回は、『がんと就労』の話ができる患者さんを選んだので、そのテーマの話を聞かせてもらってください。一時間後に、全員で集まりましょう」

役に立つ喜び

一時間後、全員で「がんと就労」の問題について話しあいました。

病気になったために、仕事を辞《や》めた患者さん。

病気になったために、仕事を辞めるようにいわれている患者さん。

病気になってからも、死にものぐるいで仕事を続けている患者さん。異なる立場の患者さんの話を聞けました。

これは、私の個別の外来でも聞いたことがない話で、その結果、不思議なくらいの連帯感が生まれたのです。やはり意図した以上に「グループ療法」的になっていったのです。

私は、その後、個別の外来で、四人の患者さんに会い、お礼をいってから、感想を聞かせていただきました。

その方たちの話からは、予想していなかったことですが、どの患者さんも、「学生さんが、私が病気になったときに、助けてくださった看護師さんを目指していることがわかり、その純粋な気持ちに感動しました。少しでも、お役に立てたとしたら、自分としてもとてもうれしいです」という意味のことをおっしゃいます。

このことは、新しく診断されたがん患者さんへの、「ピア・カウンセリング」をしたいという一般的ながん患者さん心理に近いことだと思うに至りました。

後日、同席した大学の教員とその教授が、今回の急な実習への協力についての謝意と、学生さんたちの感想を伝えにクリニックに来てくださいました。

看護学生さんにとっても、直接、患者さんと話ができたことは、非常に感動したということでした。グループ療法のときにも、看護学生さんのひとりは感動のあまり泣きだしていたことを思い出しました。

さらに、他の学生さんは、「がんと就労」の話が国会で議論されているくらいだから、もっと社会的には明るい展開になっていると思ったのに、実際にはまだそのような状況になっていないという現実との乖離《かいり》に驚いたという感想をもたれたようです。

今回の試みで、患者さん、学生さん、教員、そして私の中にも、なんというか「充実感」とか「満足感」のようなものが共有されたようです。

今後も、このような機会をいただければ、患者さんのご協力をいただきたいと思っています。

がん患者さんにお化粧をする

なくなった睫毛

私の患者さんのほとんどは、女性です。そのため、クリニック内には鍵《かぎ》をかけられるパウダールームを設置しました。ウィッグを直したり、泣いた後の化粧直しのためにです。

パウダールームは、受付の女性の休憩にも使ったり、患者さんがハンドマッサージを他の患者さんにしてあげるときにも使われています。

がん患者さんのお化粧について、考えてみました。

実際、乳がんの患者さんで、抗がん剤の治療をしている間は、お肌が荒れるので、お化粧どころではないらしいし、その後のホルモン療法中も、以前のようにお化粧も映《は》えないらしいのです。このようなことは、私には一切いいませんが。

クリニック内で、がん患者さんのため、お化粧のお手伝いをしてくださる方についてのお話です。

私の、乳がんの患者さんの娘さんは、三〇代の女性です。その人は、某有名化粧品会社に勤めていました。銀座の有名なデパートの化粧品コーナーに出向していましたが、外国人のマナーの悪さには閉口していたそうです。

長年、我慢してきましたが、とうとう堪忍袋《かんにんぶくろ》の緒《お》が切れて、退職することにしました。そして、美容専門学校に通いはじめて、いずれは美容師の資格を取って、叔母さんの美容室を引き継ぐ予定だそうです。

その話を聞いたときに、私は即座に、「個室になる美容台をつくってください」とお願いしました。抗がん剤治療を受けるがん患者さんに対して、「髪があるうちからウィッグを買って、いまの髪型に合わせて美容院で調整してもらってください」ということが多いからです。

彼女は、そのうちに、「クリニックでお役に立ちたい」といってくれたので、「お化粧の仕方に悩んでいる方にお化粧をしてあげて、その仕方を教えてあげてください」とお願いしました。

さっそく、私の若い患者さんがモデルを志願してくださいました。

彼女は、抗がん剤で睫毛《まつげ》が抜けてしまったために、そのお化粧の仕方や、エクステ（ヘアーエクステンション）のつけ方について相談がしたかったようです。

ふたりはパウダールームの中で、なにやら話したり笑ったりしながら、お化粧の時間を過ごしたようです。ちょうどそのとき、診察中だった別の患者さんが、「今日は久しぶりに化粧してきました。でもしばらくしてなかったので、うまくお化粧できたか心配で……」という話をされたため、「ちょうどいい美容の専門家が、いまいるんだけど」と振ってみたところ、「ぜひお化粧を教えてほしい」ということになり、臨時で参加されました。

終わってから、美しくなった患者さんたちと、写真を撮らせてもらいました。

患者さんをきれいにお化粧してくれた彼女は、その後、無事に退職して、現在は、美容専門学校に通っています。

「土日以外なら、いつでも患者さんのためにクリニックに行きます」と、いってくれています。

このような方にも、支えられているクリニックです。いつか「がんとお化粧」というセミナーを開いてもいいですね。

小学六年だった子が中学二年になって会いに来てくれました

子どもがお母さんにできること

四年前のことでした。乳がんだったお母さんが「どうしても、子どもが先生に会いたがって」と、小学校六年生の男の子を連れてきました。その男の子と初対面したときのことは、昨日のことのように覚えています。

お母さんには席をはずしてもらって、ふたりっきりになったときに、その子は緊張した表情で、こう質問してきたのです。

「先生、僕は、お母さんのために、何をしたらいいんでしょうか？」

一瞬、驚いた私は、やや時間が経ってからも、感動したためか言葉が出ませんでした。

小学校六年生の男の子が、乳がんになったお母さんを、このようにとらえていたのか!?

そういえば、その後に会った別の中学生も、お母さんの抗がん剤治療の副作用で具合が悪いときにだけ「不登校」になっていたことも重なります。

子どもさんたちが、お母さんの病気をこのようにとらえていることを知っておくことは、医療者にとって必要なことです。できれば、ご主人に説明するのと同じくらいの「真剣さ」で、子どもさんたちにも説明してあげることが必要かもしれません。

彼らは不安を言葉で表現できないからです。不登校や、爪かみや、万引きや、家出などの「行動化」としてしか表せないことがあるからです。

さて、小学校六年生の男の子に、「先生、僕は、お母さんのために、何をしたらいいんでしょうか？」と質問されたときには、しばらく考えたあとに、「お母さんを、一日一回は笑わせてあげてね」とお願いして別れました。

四年ぶりの再会

そのときから四年。少年がお母さんに、「もう一度、保坂先生に会わせて」と頼んでくれたので、私たちは四年ぶりの再会になったのです。

中学三年生になったＹくんという少年は、真っ黒に日焼けしていました。サッカーの部活から解放され、受験勉強に専念するための「塾のない」わずかなチャンスに来てくれたのです。

「某大学附属高校から内部進学で大学に行き、商社マンになりたい」という彼の言葉に、私はいいました。

「その高校を目指すという目標は間違っていないが、その先のことは、いまは考える必要はない。ときどき、ここに報告しに来てほしい。そのときは、先生も真剣に考えてあげるから」

少年は、帰って行きました。

結局、何かの相談があったわけではなく、「某大学附属高校を目指して勉強する」という意思表示のために来てくれたことになります。

しかし、この訪問にも、以前紹介したように、A大学附属の中学生が学外実習として、サイコオンコロジー外来の見学に来てくれたときの爽快感《そうかいかん》が残りました。

中学生くらいの少年にとっての、私のような年齢の男の役割は何だろうと考え、おこがましいが「メンター」とか、「自我理想」としての役割もあるのかもしれない。そう思ったのです。

だから、このくらいの子を、これからもサポートしていこうと思っています。

……でもね、Yくん。君は、お母さんを通じて、がん患者さんのことを勉強したんだよ。だから、君は医療職を目指すのがいいと思うよ。

「三年かけて説得しよう」と、先生は密《ひそ》かに思っています……。

著者略歴

一九五二年、山梨県に生まれる。保坂サイコオンコロジー・クリニック院長、聖路加国際病院・診療教育アドバイザー。一九七七年、慶應義塾大学医学部卒業後、同大学精神神経科に入局。一九九〇年より二年間、米国カリフォルニア大学ロスアンゼルス校精神科へ留学。東海大学医学部教授を経て、二〇一〇年、聖路加国際病院で精神腫瘍科を開設。がん患者の心のケアにあたる。二〇一七年、聖路加国際病院を定年退職し、保坂サイコオンコロジー・クリニックを開業。

著書には『50歳からは「孤独力」!』『苦悩力』『精神科医がたどりついた「孤独力」からのすすめ』(以上、さくら舎)、『がんでも、なぜか長生きする人の「心」の共通点』(朝日新聞出版)、『空海に出会った精神科医』(大法輪閣)、『精神科医が断言する「老後の不安」の9割は無駄』(KADOKAWA)などがある。

がんと共存《きょうぞん》　ちょっと癒《いや》される話《はなし》

二〇二〇年二月一〇日　第一刷発行

著者　保坂《ほさか》　隆《たかし》

発行者　古屋信吾

発行所　株式会社さくら舎　http://www.sakurasha.com

東京都千代田区富士見一-二-一一　〒一〇二-〇〇七一

電話　営業　〇三-五二一一-六五三三　FAX　〇三-五二一一-六四八一

編集　〇三-五二一一-六四八〇

振替　〇〇一九〇-八-四〇二〇六〇

装丁　アルビレオ

装画　Bridgeman Images/アフロ(アンリ・マティス)

印刷・製本　中央精版印刷株式会社

ISBN978-4-86581-234-3

さくら舎の好評既刊

韓 昌完

その子、発達障害ではありません IN-Childの奇跡

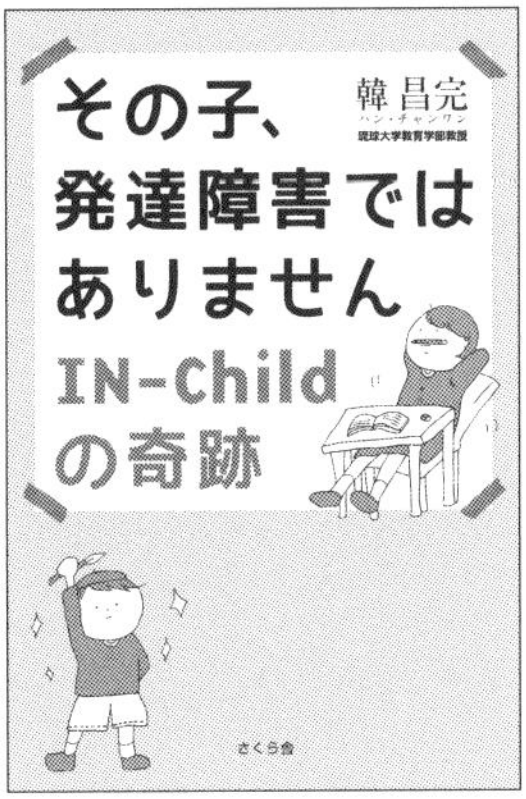

ADHD傾向、LD傾向、ASD傾向、気になる子に対処する画期的方法！驚きの成果が！「発達障害」「問題児」と決めつけても何も変わらない。

1500円（＋税）

定価は変更することがあります。